NOUVEAU TRAITÉ

DES

MALADIES DE LA BOUCHE

ET

CHIRURGIE DENTAIRE

COMPRENANT

L'HYGIÈNE ET LE TRAITEMENT DE TOUTES LES AFFECTIONS BUCCALES

Par C. SURVILLE, médecin.

« Le soulagement des hommes qui souffrent est le devoir de tous et l'affaire
de tous. »

Marc-Aurèle.

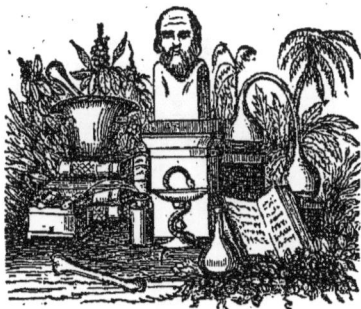

TOULOUSE

GIMET, LIBRAIRE-ÉDITEUR, RUE DES BALANCES, 66

OU CHEZ L'AUTEUR, 3, ALLÉE LAFAYETTE

1871

NOUVEAU TRAITÉ

DES

MALADIES DE LA BOUCHE

ET

CHIRURGIE DENTAIRE

COMPRENANT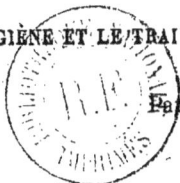

L'HYGIÈNE ET LE TRAITEMENT DE TOUTES LES AFFECTIONS BUCCALES

Par C. SURVILLE, médecin.

> « Le soulagement des hommes qui souf-
> frent est le devoir de tous et l'affaire
> de tous. »
>
> Marc-Aurèle.

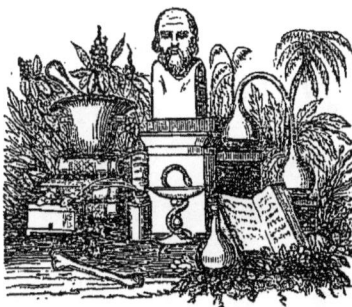

TOULOUSE

GIMET, LIBRAIRE-ÉDITEUR, RUE DES BALANCES, 66

OU CHEZ L'AUTEUR, 10, BOULEVARD D'ARCOLE

—

1871

Toulouse. — Typographie commerciale et administrative L. Lupiac, rue des Balances.

INTRODUCTION.

—

J'ai été amené à donner naissance à l'opuscule que j'offre aujourd'hui au public par la longue remarque que j'ai été bien forcé de faire, soit dans les hôpitaux, soit dans ma pratique de la grande fréquence des *Maladies de la bouche*. Ceux-là sont bien rares qui se rendent compte de l'importance de cet organe, que je considère et que l'on doit considérer comme le plus essentiel de l'existence, — et dont le bon ou mauvais état exerce sur toute notre économie une si considérable influence. C'est l'action de la bouche qui donne à cette machine enchantée que nous nommons l'appareil digestif, le mouvement, la vie.

Comment ne pas porter toute sa sollicitude,

toute son attention à l'embouchure de ce fleuve divin, d'où partent tous les éléments qui concourent à faire jaillir la source de la vie. Ouverture précieuse ! à son existence est attachée notre existence même, car, que sa fonction soit annihilée, aussitôt le corps se consume, dépérit et se dessèche, absolument comme le lit d'une rivière qui n'est plus alimentée par sa source.

Et dire que si peu de personnes se préoccupent de préserver d'altération et de tenir même en état de propreté cet admirable orifice ! Il semble, au contraire, que, par je ne sais quelle inconcevable aberration, on recherche tous les moyens d'y amener des ravages.

Il est temps que cette funeste folie disparaisse.

Les lèvres, la langue, le voile du palais et surtout *les dents* participent de concert à cet acte important que l'on appelle la mastication. Si les dents manquent en partie ou en totalité, il arrive alors que le travail de la mastication se fait d'une manière imparfaite et amène chez l'individu des troubles du côté de la digestion. De là, la nécessité de recourir aux *pièces dentaires artifi-*

cielles, car la division de l'aliment favorise mieux son mélange avec la salive ; elle le prépare aussi à recevoir, par un grand nombre de points, le contact du suc gastrique et des autres fluides du tube digestif, en un mot, en le rendant plus assimilable, elle assure les fonctions digestives.

Parmi les personnes qui négligent l'entretien de la bouche, il en est beaucoup qui portent une infirmité extrêmement gênante pour les personnes qui vivent avec elles. Je veux parler de la fétidité de l'haleine, dont la cause est presque toujours dans le mauvais état de la bouche.

On peut promptement faire disparaître cet inconvénient grave par des soins journaliers de propreté.

N'est-il pas naturel et rationnel qu'en se lavant le corps, les mains, les yeux, les oreilles, l'on doive également se laver la bouche ? La plus vulgaire hygiène le commande. En négligeant cette précaution, il arrive que les parcelles d'aliments qui séjournent dans la bouche se décomposent et s'incrustent sur les dents, les altèrent et les prédisposent à la carie.

J'ai observé, il y a quelques années, chez une petite fille de huit ans, une carie générale des dents. J'interrogeai la mère sur ce phénomène singulier, et j'appris que sa fille avait la coutume de s'endormir, tous les soirs, la bouche pleine d'aliments. Je suis convaincu que cette funeste habitude, malheureusement tolérée par les parents, avait seule amenée cette effrayante altération dentaire.

Voilà un fait (et combien d'autres pourrais-je hélas! citer) qui rend manifeste la nécessité des soins à donner à la bouche. Quand donc l'humanité sera-t-elle pénétrée de l'importance de cet organe et de l'influence de son état sur notre santé, notre vie ?

La cavité buccale, sous le rapport de la prononciation, même au point de vue philosophique, mérite d'être prise en sérieuse considération.

Car, s'il est vrai de dire que l'œil soit la lampe du corps, il est aussi juste de dire que la bouche est le miroir de l'âme.

La langue est le flambeau de l'éloquence, le médecin de l'esprit. Celui qui a le don de l'éloquence, est un conquérant qui commande sans armes. L'éloquence agit plus sur le cœur que sur l'esprit; elle gouverne les volontés, enflamme les désirs, maîtrise l'homme, et le conduit à son gré.

Les paroles mettent une distinction réelle entre les hommes, découvrent leur capacité, excitent leurs défauts et révèlent leur mérite. Heureux celui qui parle bien où qui sait bien se taire.

La nature nous a gratifiés de deux yeux et de deux oreilles, et ne nous a donné qu'une langue, afin de nous apprendre que nous devons beaucoup voir, beaucoup écouter et parler peu; parce que nous nous instruisons à voir et à entendre, et que souvent, en parlant, nous faisons connaître des défauts que le silence mettait à couvert.

« Parler beaucoup et bien, c'est le talent du bel esprit; parler peu et bien, c'est le caractère du sage; parler beaucoup et mal, c'est le vice du sot. » (TERRASSON.)

Je m'arrête. Cette question fait l'objet d'une thèse spéciale qui m'entraînerait hors de mon cadre.

Sans plus m'arrêter maintenant, je vais poursuivre jusqu'au bout le chemin que je me suis tracé, et pour commencer par le commencement, je donnerai d'abord au lecteur un petit aperçu de l'histoire de l'hygiène; ce sera un hommage rendu aux hommes célèbres, dont les principes ont posé les bases de cette vaste science, et en même temps on pourra voir quelle importance extrême les nations de tous les siècles ont accordé à cette loi naturelle. Ensuite, une à une, en détail, je signalerai toutes les maladies de la bouche, donnerai les moyens de les prévenir et d'en arrêter les progrès.

Je consacrerai un chapitre particulier aux applications de la prothèse dentaire, à toutes les restaurations buccales. L'art de rémédier par des appareils à toutes les lésions traumatiques ou congénitales de la bouche a droit à notre attention.

Et j'aurais atteint le point visé, ami lecteur, si, arrivé à la dernière page, tu fermes ce livre en disant :

« Voilà un ouvrage utile. »

AVANT-PROPOS.

Définition et résumé historique de l'hygiène.

L'hygiène, au point de vue général, est cette partie de la médecine qui traite des règles à suivre pour le choix des moyens propres à entretenir l'action normale des organes dans les différents âges, les différentes constitutions, les différentes conditions de la vie et les différentes professions. Elle ne comprend réellement que la détermination de l'usage des choses, soit placées hors de nous, soit émanées de nous-mêmes, usage dirigé selon nos besoins vers la conservation de l'existence, de la santé.

L'instinct de la conservation a été de tous les temps le mobile des sociétés, comme il dirige les actes de la vie individuelle. Être ou n'être point, telle est l'éternelle affaire de l'humanité, et tout ce qu'elle tente dans l'ordre matériel, tout ce qu'elle manifeste dans l'ordre moral, n'est que l'expression de sa lutte contre la destruction, lutte où les générations se remplacent et dont le prix sans cesse disputé, sans cesse reconquis, est la vie sous toutes ses faces, la vie se prenant par degrés et s'agrandissant avec les siècles.

L'hygiène, sous forme d'ordonnance religieuse et de prescription civile, a devancé l'hygiène qui procède scientifiquement par voie de déduction. Dans l'ordre des temps, l'hygiène a pour représentant le prophète, le législateur, le savant; le premier, impose avec autorité ce qu'il a puisé dans des lumières supérieures ou dans la tradition des sanctuaires; le second, résume en lui l'état avec ses intérêts et ses besoins, le troisième, individualité isolée, s'adresse aux raisons individuelles et n'exerce sur les masses d'autre action que celle des vérités dont il se fait l'interprète. Faut-il traduire par des noms historiques cette triple phase du travail conservateur qui se fait au profit des sociétés: nous dirons Moïse, Lycurgue, Hippocrate. L'un invoquant Jéhova, l'autre la Patrie, le dernier, la nature, pour propager parmi les hommes des préceptes de santé. Il est vrai que chacun d'eux accommode ces préceptes au but spécial qu'il poursuit; il s'agit pour Moïse de créer une nation, pour Lycurgue d'assurer la défense de l'Etat par l'hérédité de force et de la vertu; Hippocrate, quoi qu'il ait l'orgueil du citoyen libéral et qu'il célèbre la Grèce républicaine aux dépens de l'Asie énervée par le despotisme et par son climat, n'écrit que pour fournir à chaque individu, dans une société avancée, les moyens d'user sainement de toutes les choses qui modifient le corps humain.

Il n'ordonne pas, comme le législateur de Lacédémone;

il ne fait point parler un Dieu comme le révélateur du
Sinaï ; il ne place point une prohibition hygiènique sous
la terreur du châtiment ou des imprécations ; il s'adresse
tout simplement à la raison , il n'attribue rien en particulier à la Divinité : (1) « Chaque maladie a une cause
naturelle, dit-il, et sans cause naturelle aucune ne se
produit. »

De cette investigation des causes naturelles naît la
science , et celui que l'on a justement surnommé le père
de la Médecine, ouvre aussi dans le passé l'ère scientifique de l'hygiène : « Lorsqu'on recherche, dit M. Littré ,
l'histoire de la Médecine et les commencements de la
science, le premier corps de doctrine que l'on rencontre
est la collection d'écrits connus sous le nom d'œuvres
d'Hippocrate. La science remonte directement à cette origine et s'y arrète. Ce n'est pas qu'elle n'ait été cultivée
antérieurement et qu'elle n'ait donné lieu à des produc-
tions même nombreuses ; mais tout ce qui avait été fait
avant la médecine de Cos a péri.» En nous appuyant sur
le témoignage d'une aussi solide autorité que M. Littré ,
nous énonçons la restriction suivante : malgré les travaux
antérieurs à l'école de Cos et qui , perdus, échappent à
notre appréciation , la science proprement dite ne saurait
dater que d'Hippocrate

Cependant, les préceptes sanitaires de la Bible procè-
dent d'un système de préservation collective , non de
quelques conjectures incohérentes ; il est aisé de suivre

(1) OEuvres complètes d'Hippocrate, nouvelle traduction, par
E. Littré , Paris, 1840, t. n, pag. 77 et 79.

dans ses applications le système de Moise et de mettre en évidence le rapport logique qui lie entre elles toutes ses prescriptions.

Seulement, il faut tenir compte de la nature des seuls moyens d'exécution qui fussent à sa disposition et qui se résument dans l'intimidation religieuse. C'est pourquoi la prophylaxie biblique se présente enveloppée de rites et de cérémonies qui paraissent étrangers au but hygiénique ; mais en la dégageant de cet appareil, on ne tarde point à reconnaître ce qu'elle a de rationnel et d'utile. Dans le système sanitaire de Moïse, le cohen (prêtre), remplit le premier office ; c'est le cohen qui est appelé à constater les premiers signes d'une affection réputée contagieuse ; le cohen seul a compétence pour la distinguer de toute autre maladie, et la fatale ordonnance de séquestration ne doit sortir que de sa bouche. Le lépreux paraît-il guéri ? c'est le cohen qui virifie son état et prononce, s'il y a lieu, sa réintégration dans sa tribu, c'est-à-dire son retour à la vie civile.

Voilà donc un véritable ministère de salubrité publique, commis aux hommes du sanctuaire, et c'est dans la religion seule que ces hommes pouvaient puiser l'autorité nécessaire à l'exercice de leurs fonctions.

La publicité et la solennité des rites n'avait pas moins d'avantages pour ceux qui en étaient l'objet. En les replaçant dans les conditions de leur vie antérieure, le cohen écartait par là de leur personne le reste d'appréhension et de répugnance qu'inspire encore le souvenir d'une maladie contagieuse.

Le principe de la prophylaxie mosaïque, c'est l'isolement, la sequestration, et, en reléguant le malade hors du camp, ou aux portes de la ville, le législateur du désert nous enseigne l'emplacement le plus convenable des ambulances et des hôpitaux.

Eloigner les malades, ce n'est point les guérir; mais, dans l'intérêt d'une population agglomérée, c'était la seule mesure rationnelle à prendre dans un temps où il n'y avait ni diagnostic, ni thérapeutique.

Il est dans l'esprit de toute législation sociale de sacrifier l'individu à la masse, imitant en cela la nature qui veille au maintien de l'espèce; encore les prescriptions particulières dans l'intérêt des individus malades ne manquent-elles point dans la Bible. Le précepte de l'isolement est largement appliqué par Moïse aux hommes et aux choses dans les cas de lèpre déclarée, d'écoulement gonorrhéique et de flux menstruel.

Bien d'autres mesures, ordonnées par Moïse, ne sont pas moins avantageuses, moins logiques que la plupart des pratiques usitées encore de nos jours dans les lazarets et les quarantaines de l'Europe civilisée.

Quoi de plus sage que la séparation prescrite entre homme et femme pendant la période menstruelle, et quand l'écoulement menstruel venait à se prolonger? Et ces ablutions répétées, qui sont encore en usage aujourd'hui parmi les populations arabes, qui n'en reconnaît l'utilité à une époque où l'emploi du linge était ignoré, dans les sables du désert et sous les rayons d'un ciel ardent? La prohibition des alliances entre les consanguins et les proches ne dénonce-t-elle pas une observation profonde des causes qui déterminent la décadence des races et l'abâtardissement des familles ?

En choisissant lui-même sa femme hors de la maison d'Israël, n'a-t-il pas donné à la fois un exemple de tolérance et le précepte salutaire du croisement des races ? Dans quels détails minutieux n'entre-t-il pas pour assurer la salubrité des demeures privées et publiques, des maisons et des villes ?

Il ne dédaigne de mentionner aucune particularité, si infime qu'elle soit, lorsqu'elle peut influer sur la santé de tous.

Le régime alimentaire ne pouvait échapper à la police du législateur hébreu ; il ne pouvait ignorer les effets de l'alimentation sur la constitution des individus comme sur l'avenir physique d'une nation. Dans l'histoire qu'il a tracée des évolutions du genre humain jusqu'à son époque, il fait connaître les extensions successives que la substance alimentaire a reçues ; il nous montre l'homme passant de la nourriture la plus simple à la multiplicité des aliments, mais pris encore en grande partie parmi les végétaux, auxquels il ajoute le lait. Dans une période plus avancée, les exigences de l'organisme se sont augmentées : la chair des animaux, les liqueurs fermentées, les assaisonnements de différentes espèces ont pris place sur la table. Il conçoit en même temps l'utilité de la prohibition du porc, sujet, dit-il, à une altération du tissu graisseux très analogue à la dégénérescence lépreuse. (*Dict. des scienc, médic.*, t. xxii , p. 513). Il est une pratique, instituée par Moïse, et dont la valeur hygiénique a été constatée avec raison : c'est la circoncision, stigmate héréditaire des enfants d'Abraham, marque étrange, si nous l'envisageons avec nos habitudes et nos idées du XIX⁰ siècle, de l'alliance que Jéhova a conclu avec eux.

Quoi qu'il en soit, la circoncision (1) préserve la partie d'une certaine maladie inflammatoire, désignée sous le nom *de gangrène du pénis*, que détermine le phimosis et la paraphimosis.

Enfin, un autre intérêt de salubrité publique se trouvait garanti par l'usage des embaumements que les Hébreux paraissent avoir emprunté des Egyptiens. On lit, chap. L, versets 2 et 3 de la Genèse : « Joseph ordonna à ses esclaves, les médecins, d'embaumer son père ; les médecins embaumèrent Israël. Quarante jours se passèrent ainsi, car autant de jours étaient employés par les embaumeurs. »

Il y avait en Egypte certaines personnes chargées par la loi de faire les embaumements, et qui en faisaient profession. L'opération complète durait soixante-dix jours.

Tout le monde sait que des cadavres embaumés d'après ce procédé se sont conservés jusqu'à nos jours.

Les gymnases et les bains sont encore ce que l'hygiène publique des Grecs et des Romains nous présente de plus remarquable, et cette double institution brille d'autant

---

(1) Cette opération, qui se pratique exceptionnellement de nos jours, est d'une absolue nécessité dans les cas de gonflement et de rétrécissement du prépuce; certains vices de conformation l'exigent également. Cinq ou six fois dans ma pratique, il m'a été donné d'opérer pour ces sortes d'affections.

plus dans leur histoire qu'elle manque d'avantage à la nôtre.

A notre époque cependant, il est juste de le dire, grâce aux patients efforts de nombreux propagateurs intelligents, l'indifférence pour les exercices corporels s'est de beaucoup amoindrie, et notre France, — je le vois avec joie, — qui les avait si longtemps et si complètement négligés, commence aujourd'hui à les prendre en honneur. Notre société sent enfin la nécessité d'introduire dans l'éducation cet élément nouveau. Ah! ne l'oublions jamais, « le mouvement est le père de la santé, » et la gymnastique n'est autre chose qu'un art, qui fait tourner au profit de la machine humaine tant de forces follement gaspillées au détriment de la santé et de l'intelligence. Dresser le corps, le rendre souple, harmonieux, gracieux, le pourvoir de la plus grande somme possible de forces, l'endurcir contre la fatigue, l'entretenir en état de santé, tel est le rôle considérable que la gymnastique joue dans l'hygiène et la thérapeutique. Trop jamais, proclamons-le, on ne saurait donc répandre le goût de ces salutaires études de légèreté et de force, d'en rendre manifeste l'utilité. Ainsi, la race humaine sera insensiblement conduite à son maximum de vigueur et de beauté !

La gymnastique, dont l'origine remonte à l'institution des jeux olympiens, a occupé une place importante dans l'existence publique et privée des anciens. Médecins, législateurs, philosophes y tournaient leur attention et la faisaient concourir au maintien de la santé, au développement des vertus guerrières, à la régularité de la vie physique et morale. Des Grecs, elle passa aux Romains qui élevèrent des gymnases splendides ; la vogue amena l'abus ; l'abus amena le discrédit ; l'émulation des jeux publics se perdit ; les esclaves et les gladiateurs remplacèrent la jeunesse dans l'arène, et le sang coula pour l'amusement de Rome dégénérée.

Entre les institutions de l'antiquité et celles des modernes, le christianisme établit une différence profonde. A part les idées de quelques philosophes et de quelques législateurs, la civilisation ancienne est matérielle ; elle a pour objet le perfectionnement des facultés physiques, le triomphe de la force matérielle. Le christianisme, au contraire, déclare la guerre au corps, ennemi de l'âme ; il combat les instincts et les appétits de la matière organisée qui sert de prison passagère à l'être humain.

En même temps que la loi du Christ fait prévaloir la spiritualité et crée un régime en rapport avec ce but, elle fait respecter la vie individuelle en montrant, sous l'enveloppe du corps, quelle qu'elle soit, des âmes égales par les prérogatives de l'immortalité. Ainsi, l'hygiène moderne ne s'adresse ni à une nation, ni à une classe d'individus : elle applique dans l'ordre physique la parole du Christ : «Venez à moi, vous qui êtes chargés. » Les institutions qui distinguent la société moderne sont conçues dans l'intérêt de ceux qui souffrent de misère ou de maladie.

En France, le progrès de l'hygiène fut médiocre jusque vers la dernière moitié du xviie siècle, où de La Reynie, en régénérant la police générale de Paris, soumit aussi à cette révision la police de santé. A ce magistrat revient l'honneur d'avoir donné le premier exemple

2

d'une convocation de médecine (24 mars 1668), pour délibérer sur une question d'hygiène publique, relative à la fabrication du pain. La carrière ouverte par La Reynie ne resta point stérile; la surveillance sanitaire s'étendit de plus en plus; elle se porta successivement sur les professions nuisibles, sur les épizooties, sur les secours à administrer aux noyés, etc.

La province imita l'exemple salutaire de Paris.

Les institutions et les usages des nations, en ce qu'ils ont de vraiment hygiénique, sont le témoignage de l'instinct de conservation qui anime les masses comme l'individu; c'est ce que nous appelons l'hygiène spontanée. L'étude et l'observation pourraient seules conduire à l'hygiène scientifique.

C'est d'Hippocrate que date cette dernière, c'est dans l'Encyclopédie de Cos qu'elle se présente pour la première fois avec les caractères de l'observation positive, avec la sanction de l'expérience.

Hippocrate a fixé le domaine de l'hygiène; il en a proclamé l'utilité quand il a écrit ces lignes : « Celui qui par ses recherches pourrait connaître la nature des choses extérieures, pourrait aussi toujours choisir ce qui est le meilleur; or, le meilleur est ce qui est le plus éloigné du nuisible (1). »

Ces recherches, auxquelles il convie les médecins, il en a pris l'initiative, et s'il n'a point rempli le cadre qu'il a tracé, c'est que l'imperfection des connaissances physiques et anatomiques ne lui permettait pas de le tenter

(1) Œuvres complètes, trad. de Littré; Paris, 1839, t. 1, p. 637.

autrement que par la voie de l'hypothèse et de l'imagination.

« Ce qu'Hippocrate savait le mieux, dit avec raison M. Littré, c'était les effets produits sur le corps par l'alimentation, le genre de vie et l'habitation ; ce qu'il savait le moins, c'était le mécanisme des fonctions. »

L'histoire de l'hygiène tire des ouvrages d'Hippocrate deux faits importants :

1° Il existait de son temps, et même avant lui, des médecins attachés aux gymnases, avec l'office spécial d'étudier les effets de l'alimentation sur les exercices, et d'établir sans doute le régime le meilleur pour exceller dans les différentes branches de la gymnastique ;

2° Sous le rapport pratique, l'hygiène se confondait avec la médecine, et, soit dans le traitement des maladies, soit dans la recherche de leurs causes productrices, soit même dans l'interprétation des phénomènes morbides quant à leur valeur et à leur gravité, les médecins de Cos ont accordé à l'hygiène une importance première, médiocrement imités en cela par les modernes, plus enclins à la thérapeutique et à l'étiologie systématiques.

Depuis le xve siècle, époque marquée tout à la fois par l'exhumation successive des manuscrits grecs et latins, par la découverte de l'imprimerie et par celle de l'Amérique, jusqu'à Sanctorius (1571), les publications assez nombreuses, dont l'hygiène est l'objet, se font remarquer tout naturellement par une connaissance plus exacte des anciens, quoique la double superstition de l'astrologie et des panacées, introduite par les arabes, se prolonge jusqu'au commencement du xvie siècle ; quelques-uns ont un caractère; tels sont : le Traité des aliments de La Bruyère de Champin, cité par Boërhnave, les Quatre discours de Louis Cornaro sur les avantages de la sobriété, dont il présenta lui-même un exemple mémorable, puisqu'en se contentant de douze onces d'aliments solides et de quatorze onces de liquide par jour, il vécut au-delà de cent ans; enfin, l'*Historia morbi et vitæ* du chancelier Bacon. Ce grand homme, en ramenant les esprits du culte exclusif des anciens à l'exploration directe de la nature, substitua l'autorité de l'expérience à celle de la tradition, et prépara les progrès ultérieurs des sciences physiques.

En glorifiant la marche imprimée au travail scientifique par François Bacon, et si utilement suivie par Sanctorius, soyons justes envers un cordelier du xiiie siècle qui faillit expier au prix de sa liberté, et peut-être de sa vie, la tentative qu'il fit pour secouer le joug de l'autorité scholastique. Ce cordelier s'appelle Royer Bacon, professeur à Oxford, et qu'on surnomma le docteur admirable; il avait reconnu la nécessité de fonder la science sur l'observation, d'interroger directement la nature. Il trouva même des élèves qui se cotisèrent pour faire les frais des expériences projetées. Il n'en fallut pas d'avantage pour le désigner aux persécutions de ses supérieurs religieux; condamné à la prison perpétuelle, au pain et à l'eau, il n'en sortit qu'à la condition de renoncer à la physique.

Sept ans avant Sanctorius, était né à Pise cet autre martyr de la vérité, Galilée (1564), qui osa démontrer, par des expériences péremptoires, la vérité du système de Copernie, déclaré hérétique en 1515 par l'inquisition. L'année même où Sanctorius vint au monde, vit naître Keppler, ce révélateur des trois grandes lois qui régissent les mouvements des corps célestes.

Le xvie siècle, après avoir donné ces grands hommes, produit à son déclin ce génie français qui, à l'âge de vingt ans, imagine l'application de l'algèbre à la géométrie, jette les bases de la dioptrique et prépare, si l'on peut ainsi dire, Huygens (1629), et Newton (1624), puis Descartes.

Galilée, par la découverte de la pesanteur, avait conduit Toricelli à celle de la pression atmosphérique; Descartes suscita l'idée à Pascal de mesurer les hauteurs par le baromètre; ce dernier résolut en même temps les principaux problèmes de l'équilibre des liquides. A ces découvertes, Newton en ajouta d'autres plus grandioses encore; il créa la philosophie naturelle.

La liaison étroite qui existe entre les sciences physiques et l'hygiène, m'obligeait à indiquer, en peu de mots, les progrès qui se sont toujours continués et qui ont élargi le domaine de la physique, au point de constituer en autant de sciences particulières ses principales branches, telles que l'électricité, la lumière, la chaleur, le magnétisme, l'acoustique, etc.

. . . .

Je clos ici ce résumé succint, — long déjà, de l'histoire de l'hygiène. En écrivant les pages qui précèdent, mon but n'a pas été — est-il besoin de le dire? — de retracer en quelques lignes rapides l'ensemble des dispositions hygiéniques, consignée dans les livres de Moïse, d'Hippocrate, de Bacon et autres auteurs éminents. A cette tâche, la matière de plusieurs gros volumes ne suffirait pas. J'ai voulu simplement — je le répète — avant d'aborder la partie essentielle de cet ouvrage, donner au lecteur une idée de l'hygiène en résumant sa définition, son origine et son développement à travers les âges.

Ceci fait, j'entre en matière.

CHAPITRE PREMIER

Hygiène de la bouche.

—

Dans l'étude des maladies de la bouche, il est évident qu'il convient de traiter en première ligne l'hygiène de cet organe. Cette importante question formera donc le sujet de notre premier chapitre.

Les caractères normaux des dents se déduisent de leur situation, de leur arrangement, de leur forme, de leur texture et de leur couleur.

Les dents, disposées symétriquement sur les bords alvéolaires des deux mâchoires, représentent les deux moitiés d'un ovoïde parfait, dont l'arcade supérieure forme la grosse extrémité, et l'inférieure la petite; les deux arcades se correspondent exactement en arrière, mais en avant, la rangée supérieure dépasse un peu l'inférieure en la croisant.

Les incisives supérieures sont légèrement inclinées en avant, les inférieures ayant une direction perpendiculaire. Aucune dent ne doit l'emporter sur les autres en

longueur ni en saillie latérale , excepté les canines qui
seules diffèrent souvent des incisives sous ce double rapport. Les dents de bonne nature sont bien nourries,
plutôt courtes que longues, d'un tissu dur, recouvertes
d'un émail uni et épais à leur bord libre; les mauvaises
dents se reconnaissent à leur forme allongée, maigre,
étroite, à leur texture tendre et facilement attaquable par
la lime, à la ténuité de leur couche d'émail; un tel appareil dentaire présente des incisives minces à leur
extrémité tranchante, des canines effilées en pointes, de
grosses molaires à couronne ovoïde; il est plus sensible
à l'atteinte des agents chimiques et physiques.

La couleur des dents est un sûr indice de leur solidité
et se lie d'une manière remarquable à l'ensemble de la
constitution; elle permet des chances décroissantes de
conservation, suivant qu'elle est d'un blanc tirant sur le
jaune, d'un blanc mat, d'un blanc gris, d'un bleu
azuré.

Les dents à reflet jaunâtre ont pour base un ivoire
dense, serré et pesant; on les observe chez les sujets
robustes, bilieux ou sanguins. Les dents d'un blanc de
lait ou bleuâtre ont moins de compacité et se détruisent
vite; plus perméables, elles transmettent facilement à
la pulpe dentaire l'impression des qualités froides,
chaudes, acides, des corps soumis à la mastication;
Simons, Camper et Blumembach ont rencontré, principalement chez les phthisiques, les dents à teinte azurée,
phénomène qui tient souvent à une altération déjà com-
mencée de l'ivoire.

D'après M. Oudet, les sels inorganiques abondent dans

les dents jaunâtres et peu impressionnables, tandis que la matière animale domine dans les dents délicates et sensibles. Les règles hygiéniques portent sur le nombre, l'arrangement et les concrétions des dents :

1° Il peut y avoir absence ou exubérance de dents; dans le premier cas, c'est-à-dire lorsqu'il existe une lacune qui porte sur les dents temporaires ou sur les dents permanentes, l'art est impuissant pour la combler autrement que par des pièces factices dont l'application doit être ajournée jusqu'après l'accroissement terminé du sujet; alors seulement la sortie des dents tardives devient improbable, et jusqu'à ce moment, il convient de la favoriser en prévenant l'induration fibro-cartilagineuse des gencives, que produisait l'usage constant d'aliments secs et solides (Bégin).

L'usage de la poudre de phosphate de chaux, prise à l'intérieur entre deux tranches de soupe une ou deux fois par jour à la dose de 4, 6, ou 8 grammes par repas, fera le plus grand bien; aussi conseillerai-je aux mères de famille, toutes les fois qu'il y aura retard de la pousse dentaire chez les enfants, de leur en faire prendre, car j'ai eu bien souvent, en pareil cas, occasion de me louer de ce procédé.

Voici ce que dit l'éminent professeur Piorry, dans son traité, *la Médecine du bon sens, page 397, chap.* 302, à propos de l'administration du phosphate de chaux pour rendre aux os leur consistance normale.

Les moyens qu'il emploie sont de deux ordres :

« Les uns sont, dit-il, appelés à augmenter, autant que possible, la nutrition de la trame organique qui entre

dans la structure osseuse, et ils consistent dans une nourriture réparatrice fortement animalisée, telle que des
viandes succulentes, du poisson, des œufs, du laitage,
auxquels, pour varier la nourriture, on ajoute quelques
végétaux consistant en herbage, fruits très mûrs, etc.,
et ce régime réparateur sera secondé d'ailleurs par
l'exercice modéré au grand air et à la lumière.

Les autres ont pour but d'augmenter la proportion des
sels calcaires indispensables à la solidité des organes
osseux, et il est évident que c'est de l'emploi du phosphate de chaux qu'il s'agit ici. Ce sel, qui *chez les jeunes
sujets* n'a aucun inconvénient, peut être donné, sans
qu'il en résulte de danger, a doses assez fortes, et
par exemple, à celle de 5 à 10 grammes à chaque repas.
C'est à l'état de poudre impalpable (*porphyrisée*), qu'il
faut l'administrer, et le lait contenant du riz ou de la
fécule, un potage épais, etc., sont les meilleurs exci-
pients pour l'incorporer ; à peine s'aperçoit-on de la
présence de ce sel dans les aliments, car il est insipide.
M. Gobley en a fait faire des pastilles qui n'ont rien de
désagréable ; M. Mouriès a fait une composition que l'on
appelle l'*osteine Mouriès*, c'est une combinaison de phosphate de chaux gélatineux et d'albumine, qui facilite
singulièrement la dentition et prévient les convulsions et
le rachitisme chez les enfants. Sous forme de poudre ou
de semoule, on la mélange aux aliments des enfants ou
de la nourrice ; une mesure qui surmonte chaque flacon
indique la dose ordinaire. »

La superfétation affecte ordinairement les dents canines
ou les incisives seules ; parfois, en dehors ou en dedans

des molaires permanentes perce une grosse dent surnuméraire qui proémine dans la bouche ou vers la joue. Il est de rares exemples d'arcades dentaires entièrement doublées sur l'une et sur l'autre mâchoire. On fait l'extraction des dents exubérantes, et presque toujours elle est suivie du redressement des autres dents.

Il importe seulement de ne pas confondre, au moment de l'opération, les dents permanentes déviées avec les temporaires : les premières sont plus larges, plus solides, d'un blanc moins lacté, et quand ce sont des incisives, elles présentent à leur extrémité libre des inégalités résultant du défaut de frottement :

2° Les directions vicieuses affectent ordinairement les canines et les incisives, rarement les dents primitives, et presque jamais les molaires, dues au développement imparfait de l'arcade alvéolaire, à l'exubérance ou à la largeur des dents, à la persistance de quelques dents primitives près des points d'émersion des dents secondaires ; elles consistent dans les inclinaisons des dents, en avant ou en arrière, ou dans leur rotation sur l'axe de la racine. La marche de la seconde dentition doit donc être surveillée avec soin, et de six à quatorze ans, il y a souvent lieu d'agir préventivement contre les irrégularités de l'évolution dentaire : extraire une dent primitive qui gêne la sortie d'une dent de remplacement, quelquefois même de sacrifier une ou plusieurs dents permanentes. Tantôt c'est l'incisive médiane inférieure qui incline en avant, il faut l'extraire ; tantôt bien rangée, elle doit encore être sacrifiée à la conservation d'une incisive latérale inclinée en arrière ou en avant, parce que celle-ci, plus longue et plus forte, suffit pour remplir le vide. A la mâchoire supérieure, mieux vaut conserver les incisives médianes ; les plus fréquemment déviées sont les canines supérieures et inférieures, mais comme elles sont plus visibles quand on rit ou qu'on parle, et qu'elles sont moins sujettes à la carie que les petites molaires, on fait le sacrifice de ces dernières. Quand une dent secondaire tend à s'incliner latéralement, il faut respecter les dents voisines qui servent à la contenir. Le rapport convenable d'une rangée dentaire avec l'autre influe sur la facilité de leur fonction et sur leur conservation ; quand ce rapport est rendu vicieux par la seule direction des dents, on peut remédier dans le principe.

Voici ce que dit encore à ce sujet Piorry, dans son ouvrage : *la Médecine du bon sens*, p. 382, chap. 293. *Moyens simples de redressement des os*. « Les os, dont la dureté semblerait exclure la mollesse, sont très susceptibles de se modifier dans leur forme et dans leur direction. C'est ainsi que les dents mal rangées, soumises à des pressions fréquentes et médiocrement fortes, pressions convenablement dirigées, finissent par se redresser ; souvent une mère attentive est parvenue ainsi à régulariser les arcades dentaires plus ou moins difformes que portaient ses enfants.

C'est au moyen d'appareils mécaniques que les dentistes habiles parviennent, par une compression continue, à donner aux dents cette régularité de forme tant recherchée ; c'est par de semblables procédés que l'habile dentiste Preterre, de Paris, parvient, avec le temps, à faire

supporter des pièces qui remédient parfaitement aux accidents qui causent des perforations congénitales ou accidentelles des os du palais, etc.

En cherchant à redresser un très grand nombre de
fois par jour les jambes torses, on finit par les ramener
quelquefois mieux que par des bandages à leur disposition
naturelle. On agit alors en sens inverse de ces nourrices
peu soigneuses qui, portant sans cesse leur enfant sur un
bras et du même côté, rendent difformes ses extrémités
inférieures. » Ainsi, les dents incisives supérieures se diri-
gent-elles en dedans, la pression répétée du doigt et de la
langue réussit à les ramener en avant; sont-elles assez
sorties pour toucher en arrière les incisives inférieures,
la lime, le doigt et la langue détruisent la résistance que
celles-ci opposent à la direction des incisives supérieures.
Si les dents sont assez déviées pour se toucher sur une
ligne de hauteur, on les tient écartées au moyen d'une
plaque d'or ou de platine recourbée en forme de gouttière
et fixée sur une des molaires.

Quand l'arcade inférieure croise la supérieure en passant devant elle, il en résulte une difformité improprement
ment appelée *menton de galoche*, et qui accélère l'usure
des dents.

On peut alors faire usage du plan incliné de M. Cata-
lan, pour rétablir le rapport normal entre les deux rangées
dentaires; appliquées sur l'inférieure, il presse, dans
l'occlusion de la bouche, les dents supérieures d'arrière
en avant et les oblige à passer devant les autres. Lorsqu'il y a lieu d'empêcher le rapprochement complet des
arcades dentaires, on recouvre les deux premières molai-

res inférieures de chaque côté d'une espèce de coiffe métallique quadrilatère qui les embrasse exactement (baillon dentaire); elle préserve les dents antérieures de toute pression réciproque sans gêner aucune fonction, quelquefois les deux rangées dentaires présentent une obliquité générale en avant et soulevant les lèvres.

Cette difformité nuit au rapprochement des lèvres, à l'articulation des sons, fait paraître les dents trop longues et donne lieu à la projection de la salive en parlant. Héréditaire dans quelques familles, elle peut être déterminée par l'habitude qu'ont les enfants de porter leur langue en avant pour la succion de leurs pouces, etc. On a proposé, pour la combattre, l'extraction de la petite molaire de chaque côté, et l'application de plaques tendant à repousser les dents vers la bouche, ou de fils métalliques qui, passant au-devant d'elles, vont se fixer à un palais artificiel, et sont chaque jour serrées davantage; mais ces moyens, peu efficaces, risquent d'ébranler les dents et d'en occasionner la chute prématurée. Trop rapprochées latéralement, les dents subissent par leurs bords correspondants une pression qui hâte leur usure et leur carie; la lime fait cesser cet inconvénient.

Le redressement des dents est assez facile jusqu'à 14 et 15 ans. Au delà de cet âge, les divers procédés de redressement compromettent la solidité des dents, et l'on se bornera à réduire la difformité par l'action de la lime ou par l'avulsion des dents les plus déviées et les plus gênantes;

3° Les liquides buccaux laissent déposer sur les dents une matière blanchâtre ou jaunâtre, plus ou moins épaisse, qui se dessèche sous forme d'enduit limoneux ou noirâtre. Produite en plus grande abondance pendant la nuit, elle se dissipe par la mastication ou par des soins journaliers. Par l'omission de ces soins, ou sous l'influence de la constitution, de maladies des dents, des gencives ou de l'estomac, on le voit s'accumuler et durcir jusqu'à former de vraies concrétions calcaires, appelées tartre. Vauquelin et Laugier l'ont trouvé composé de 0,14 matière animale, 0,66 phosphate calcique, 0,09 carbonate calcique, et environ 0,03 oxyde de fer et phosphate magnésien. Plus fréquentes chez les gens avancés en âge, lymphatiques ou bilieux, ces concrétions se forment surtout à la face interne des incisives inférieures, se limitent à quelques dents, ou envahissent un seul côté ou la totalité des arcades dentaires; très adhérentes, elles paraissent d'abord près du collet des dents et s'étendent sous les gencives, qu'elles soulèvent un peu. En augmentant de volume, elles s'élèvent vers l'extrémité libre de la couronne qu'elles finissent par recouvrir, irritent et refoulent les gencives, déchaussent le collet des dents et les tirent peu à peu de leurs alvéoles; elles donnent à la bouche un aspect sale et hideux, rendent l'haleine fétide, nuisent quelquefois à la mastication, déterminent l'ulcération des gencives, des joues, de la langue, enfin l'ébranlement et la chute des dents. Le régime n'est pas étranger à leur production; elles sont rares chez les gens de la campagne, qui vivent sobrement et qui divisent avec leurs dents un pain ferme et résistant.

Le tartre, une fois formé, il faut l'enlever par couches et fragments à l'aide de rugines, grattoirs et autres instruments appropriés, que l'on porte entre les dents où que l'on promène à leur surface. Lorsque les dents ont été longtemps chargées de tartre, leur dénudation subite peut les rendre impressionnables à l'air et aux corps extérieurs. Il convient alors de les débarrasser en plusieurs séances et à des intervalles éloignées ; le léger écoulement de sang qui accompagne cette opération a l'avantage de dégorger les gencives, et parfois il y a lieu d'y joindre quelques scarifications ;

4° Les soins ordinaires qu'exige le bon entretien des dents et des gencives se rapportent autant au régime qu'à certaines pratiques locales. Un régime doux et régulier, l'absence de tous les excès, notamment l'usage immodéré du tabac, qui est trop souvent, hélas ! la cause déterminante de terribles accidents buccaux.

L'exécution libre et normale des fonctions, surtout de la digestion, tels sont les meilleurs moyens de conserver la fraîcheur de la bouche, la fermeté des gencives, la solidité ainsi que l'intégrité des dents. On y joindra l'attention de promener tous les matins sur les arcades dentaires le doigt indicateur intérieurement et extérieurement et presser un peu les gencives dans tous leurs pourtours, soit pour leur faire rendre la sanie quelles renferment, soit encore pour les raffermir ; on doit encore de temps en temps, chaque quatre ou cinq jours, se brosser les dents à l'aide d'une brosse douce et trempée dans de l'eau dégourdie.

Ces frictions doivent se faire de haut en bas pour les dents supérieures, de bas en haut pour les dents inférieures ; puis en travers, le long des arcades dentaires ;

enfin, en dedans, et à la surface libre de celles-ci. Le matin, après chaque repas, et le soir avant de se coucher, on doit se laver la bouche avec de l'eau fraîche d'abord, puis avec de l'eau vineuse, en ayant le soin d'enlever, à l'aide d'un cure dent en plume, ou tout autre expédient approprié, les parcelles d'aliment qui se sont insinuées dans les intervalles dentaires, après quoi on termine l'opération en se lavant de nouveau la bouche soit avec de l'eau vineuse, soit avec mon *Elixir vulnéraire* (1), qui ne m'a encore valu que des éloges et dont l'usage a amené la guérison absolue de maladies très invétérées.

On doit se rincer la bouche quatre fois par jour; d'abord, comme je l'ai dit, avec de l'eau fraîche et pure, et puis, pour terminer l'ablution, avec un verre d'eau additionné de 3 ou 4 cuillerées de mon élixir vulnéraire. Dans les cas de maladie, ces gargarismes sont d'une efficacité sans rivale; si la bouche est saine, ce préventif suffit pour l'entretenir en état de santé. Cette préparation, dont je ne saurais trop conseiller l'usage, est indispensable pour préserver les dents de la carie et la bouche de la fétidité, pour fortifier les gencives et tenir continuellement la bouche propre et fraîche.

Les frictions avec la brosse ne doivent pas être rudes ni offenser le bord libre des gencives. Si elles ne suffisent pas pour détacher le tartre trop adhérent, on peut charger la brosse de poudres inertes, parfaitement porphyrisées, telles que celles de charbon de bois de saule,

(1) Voir la conclusion à la fin de l'ouvrage.

de corail, de pierre-ponce colorée avec une pincée de laque ou de carmin ; d'os de sèche et de magnésie calcinée que l'on colore avec de la cochenille et que l'on aromatise avec quelques gouttes d'huile essentielle de menthe, ou encore tout simplement on se sert d'un morceau de sucre mou qu'on laisse à moitié dissoudre sur la langue avant de le passer sur le bord des dents.

On peut mêler à ces substances, en cas de fétédité de l'haleine, 0 gr. 15c. de chlorure d'oxyde de sodium en poudre pour chaque trois ou quatre grammes de poudre. Que l'on s'abstienne des opiats, des poudres dentifrices dont on ignore la composition ; que l'on rejette les acides qui ne blanchissent les dents qu'en attaquant leur émail et en ramollissant leur tissu. Le quinquina, le sang-dragon et d'autres substances toniques que l'on prodigue dans les préparations dont l'usage est journalier, ne doivent pas être appliquées sur les gencives saines ; c'est une ressource qu'il faut réserver pour les états morbides où elle convient. En résumé, les dentifrices agissent d'une manière mécanique, chimique ou médicinale ; les premiers, poudres dures et inertes, nettoient les surfaces par frottement, et l'on doit veiller à ce que leur action ne soit pas portée jusqu'à rayer et user l'émail ; les dentifrices qui attaquent le tartre chimiquement, finissent toujours par entamer l'émail ; quant aux substances dont on attend un effet thérapeutique, elles doivent nécessairement varier suivant l'état des parties ; le charlatanisme le plus absurde peut seul proposer un dentifrice unique pour l'usage de tout le monde. Les cure-dents servent à enlever les corps étrangers et les débris alimentaires qui se logent entre les dents ; il faut proscrire ceux qui ne sont pas faits de plume, de bois tendre, d'écaille ou de corne ; leur emploi trop fréquent finit par irriter les gencives et les membranes alvéolaires.

Les causes qui déterminent l'usure prématurée des dents, sont leurs frottements trop rudes contre des corps durs : tels que poudres trop compactes, aliments très solides, tuyaux de pipe, grincement spasmodique habituel des dents ; la partie usée de la couronne ne se régénère pas, mais une ossification nouvelle se produit ordinairement dans la cavité dentaire et refoule le bulbe nerveux qui, malgré cette couche supplémentaire d'ivoire, devient plus sensible à l'impression du froid, du chaud, etc.

Une lame de liége, placée de chaque côté entre les dents molaires, empêche les grincements nocturnes des dents ; la lime servira à niveler une dent qui appuierait assez sur son apposite pour en déterminer l'usure, à faire disparaître les aspérités susceptibles de léser la langue, les lèvres ou les joues, si la cavité de la dent usée vient à s'ouvrir, il reste à la nettoyer et à la plomber. Dans le cas où les dents paraissent se détériorer par le contact des sécrétions acides de la bouche et de l'estomac, on pourrait user de poudres dentifrices alcalines (Donne). Certains abus de régime contribuent puissamment à l'altération des dents : tels sont le verre de vin, obligé après un potage chaud, les liqueurs fermentées, les assaisonnements caustiques ou salés, les boissons à la glace alternant avec des mets brûlants, etc.

Les dents noircissent par l'habitude de fumer, et comme les fumeurs ingèrent ordinairement des liquides froids, il en résulte pour les dents une vicissitude soudaine de température ; les incisives latérales droites et supérieures s'usent à la longue par le frottement des pipes, surtout des pipes de terre ; celles dont le tuyau est court entretiennent par la proximité de leur fourneau une chaleur nuisible sur les dents dont l'émail se fend, sur les gencives qui s'engorgent et déterminent ainsi l'ébranlement et la chute des dents.

Les longs tuyaux de jasmin, de lilas, d'érable, qui sont usités en Pologne et en Prusse, l'oukas des Turcs, qui fait passer la fumée par un conduit flexible de plusieurs pieds, et à travers une sorte de bain-marie, ne nécessitent point une plus grande force d'aspiration que les tuyaux ordinaires, et privent la fumée d'une partie de son calorique et de sa mordacité. L'addition d'un bout de plume à l'extrémité du tuyau compléterait la préservation des dents ; ce bout est simple et facile à renouveler.

Le cigare, formé de feuilles de tabac roulées sur elles-mêmes, n'a que les inconvénients connus au tabac à fumer ; sa substitution aux pipes est un progrès désirable, puisqu'il n'exerce point sur les dents un frottement assez dur pour les user. Tant pour fumer le cigare que pour fumer la cigarette, je conseille de faire usage d'un bout approprié et un peu long pour atténuer la chaleur de la fumée. Le tabac mâché, mêlé aux liquides sécrétés par la bouche des principes âcres qui agissent chimiquement sur les dents et qui irritent les gencives en même temps que les glandes salivaires, à la longue néanmoins, ces organes s'émoussent à la stimulation, et la salivation elle-même rentre dans les limites ordinaires ; mais le goût s'affaiblit, les cryptes de la muqueuse buccale et les glandes salivaires répondent moins à l'excitation physiologique des aliments soumis à la mastication, et ne versent plus avec la même abondance les fluides nécessaires à leur imprégnation : une partie des liquides de la bouche, déglutie, vient diminuée; l'haleine contracte l'odeur du tabac, et tôt ou tard la perturbation fonctionnelle de l'extrémité supérieure du canal alimentaire réagit sur ses autres portions, et, par suite, sur l'acte de la nutrition.

CHAPITRE II.

Des dents.

—

I. — PHYSIOLOGIE DES DENTS.

Les dents sont de petits os qui garnissent le bord de chaque mâchoire. Chaque dent se compose de deux parties : la *couronne*, qui fait saillie au-dessus du rebord de la mâchoire, et la *racine*, qui est enclavée dans l'alvéole. Entre les deux parties se trouve le *collet*, qui, bien que situé hors de l'alvéole, est cependant couvert par la gencive. Le nombre de dents est de 32 chez les adultes, 16 à chaque mâchoire. Les quatre antérieures sont appelées *incisives;* elles n'ont qu'une racine simple, comprimée latéralement. Celle qui vient après, de chaque côté, est la *dent canine* (angulaire, cuspidée); sa racine est simple aussi : les deux dents canines de la mâchoire supérieure sont vulgairement appelées œillères. Après la dent canine se trouvent, de chaque côté, à l'une et à l'autre mâchoire, les deux *petites molaires* (fausses molaires bicuspidées), dont la couronne présente deux tubercules conoïdes, et dont la racine est plus ou moins évidemment double.

Enfin, les trois *grosses molaires* (vraies molaires, multicuspidées), qui ont une couronne garnie de plusieurs tubercules et plusieurs racines divergentes. La dernière des trois est appelée *dent de sagesse*, parce qu'elle ne vient que très tard.

II. — DE LA DENTITION.

Première dentition. — A la naissance, la couronne des incisives est formée; celle des canines n'est point acheveé; les tubercules des molaires ne sont point encore tous réunis. Peu à peu, les racines se développent, et, vers l'âge de six à dix mois, commence ce qu'on appelle communément la *première dentition*.

Les deux incisives moyennes de la mâchoire inférieure percent ordinairement les premières; quinze jours ou trois semaines après, paraissent les correspondantes de la mâchoire supérieure, puis les deux incisives latérales inférieures, ensuite les supérieures. Les canines ou angulaires, d'abord celles de la mâchoire inférieure, puis celles de la supérieure (*œillères*), percent du douzième au quatorzième mois; enfin, on voit sortir successivement les huit premières molaires, quatre en bas et quatre en haut, deux de chaque côté. Ces vingt premières dents, ordinairement complètes à deux ans ou deux ans et demi, sont destinées à tomber pour être remplacées : on les appelle *dents primitives*, *dents de lait*, *dents temporaires*.

A la fin de la quatrième année, ou quelquefois plus tard, il sort à chaque mâchoire deux nouvelles molaires permanentes, c'est-à-dire qui ne doivent pas être remplacées et qui ne sont plus tard que les premières grosses molaires.

Seconde dentition. — Elle a lieu vers l'âge de sept ans. Les germes ou les follicules membraneux de ces secondes dents, au nombre de 32, comme ces dents elles-mêmes, sont déjà visibles chez le fœtus, à l'exception de ceux des petites molaires, qui ne paraissent qu'après la naissance. Ils sont contenus dans des alvéoles de même forme qu'eux, dont les cinq premières communiquent par un petit orifice avec les alvéoles des dents de lait, et dont les autres sont largement ouverts sous la gencive. Leur ossification commence de trois à six mois après la naissance pour les incisives et les premières grosses molaires, à huit ou neuf mois pour les canines, vers trois ans pour les petites molaires ; à trois ans et demi pour la seconde grosse molaire, à huit ou neuf pour les canines ; vers trois ans pour les petites molaires, vers dix ans pour la dernière dent.

L'alvéole d'une nouvelle dent s'agrandissant peu à peu, la cloison qui la sépare de celui de la dent de lait correspondante s'use et disparaît, sa couronne vacille et tombe ; toutes les premières dents sont ainsi remplacées successivement, à peu près dans le même ordre qu'à la

première dentition. De sept à neuf ans, toutes les incisives sont remplacées; vers dix ans paraît la première
bicuspide, plus petite que celle qu'elle remplace; ensuite
se montre la canine secondaire, puis la deuxième biscu-
pide, moins volumineuse aussi que la molaire de lait.
De dix ans et demi à onze ans, sortent les premières
grosses molaires; enfin, la sortie des dernières molaires
termine, vers l'âge de dix-huit à vingt-cinq ans, le travail
de la dentition.

III. — DES SOINS A DONNER AUX ENFANTS A L'ÉPOQUE DE LA PREMIÈRE DENTITION.

La dentition, cette opération de la nature si difficile chez
beaucoup d'enfants, chez ceux surtout pour lesquels les
premiers soins de la vie ont été trop efféminés, demande
de la part des mères et des nourrices des précautions
que je vais indiquer le plus sommairement possible.

Et d'abord, que se passe-t-il chez les enfants tourmentés par l'évulsion des premières dents? Les gencives sont
irritées, enflammées, gonflées, plus qu'elles ne l'étaient
quelque temps auparavant.

De là, des cris, des pleurs, des convulsions, quelquefois quelques tranchées, des coliques, un peu de diarrhée,
une salivation plus abondante que de coutume, un désir
incessant de porter les doigts à la bouche, d'appuyer les
gencives sur tous les corps durs que les enfants ont à
leur disposition, le refus d'aliments, etc., etc.

Les moyens à employer pour faciliter la dentition des

enfants, sont : le phosphate de chaux, pris à l'intérieur et de la manière que je l'ai précédemment indiqué, chapitre II, avec l'*Osteine Mouriès*. Je conseille, pour les personnes qui ne pourront pas se procurer ces choses là, de faire usage de la poudre de coques d'œufs (porphyrisée), à la dose de 8 à 12 grammes par jour en plusieurs reprises, à prendre de la même manière que le phosphate de chaux ; on pourrait y mêler, au besoin, une partie égale de sucre en poudre.

On donnera aux enfants de temps en temps quelques laxatifs légers, préparés avec de l'eau de pruneaux et la manne, l'huile d'amandes douces ou le sirop de pommes ; on mettra entre leurs mains quelques corps un peu résistants, comme la racine de guimauve ou de réglisse.

La mastication exercée sur ces objets sans cesse et avec un certain plaisir par les enfants, comprime les gencives, apaise les douleurs excitées dans celles-ci par la dificulté plus ou moins grande avec laquelle a lieu le mouvement ascensionel de la dent. On doit donner à l'enfant un hochet pour le distraire, le promener au grand air lorsqu'il fait beau temps, le faire tenir debout et chercher à le faire marcher un peu tous les jours.

Il arrive quelquefois que les gencives sont trop irritées ; on se trouve bien de les dégorger avec quelques sangsues appliquées immédiatement. Les gencives sont-elles très compactes, très dures ? Une ou deux mouchetures pratiquées avec la pointe d'une lancette, à l'endroit où l'on sent la dent, sont très convenables.

Les convulsions occasionnées par la pousse des dents sont assez souvent mortelles ; les antispasmoiques de tòute espèce sont efficace en pareil cas. Ce qui m'a très souvent réussi, c'est le sirop de Belladone administré par cuillerée, seul ou bien ajouté à une potion calmante. Les bains, les frictions le long de la colonne vertébrale avec des liniments opiacés, des vésicatoires volants appliqués sur les cuisses et les jambes, et panser avec le cérat billadonisé ou additionné de quelques grains d'acétate de morphine, des compresses sur le front, de la glace sur la tête, l'électricité, etc., sont autant de moyens qui réussissent, sinon toujours, du moins dans la majorité des cas.

CHAPITRE III.

Odontechnie.

—

I. — PATHOLOGIE ET THÉRAPEUTIQUE DENTAIRES.

Pour facilité l'étude des maladies des dents, on peut les diviser en trois classes, suivant quelles affectent les parties dures, comme l'*usure*, la *fracture*, l'*atrophie*, la *décomposition de l'émail*, la *carie*, la *consomption des racines*, leur *exostose*. Qu'elles intéressent les parties molles ou mieux la pulpe, comme son *inflammation*, et les différentes *névroses dentaires*, ou qu'elles attaquent les dents dans leurs connexions, tels sont l'*ébranlement*, la *dénudation des racines*, la *luxation* et l'*arrachement*.

II. — USURE.

Cette lésion organique a lieu chez tous les individus, suit les progrès de l'âge et se manifeste d'une manière d'autant plus prompte et plus évidente que les dents sont d'une structure moins solide ; mais indépendamment de cette cause naturelle, elle peut encore être produite par une action chimique, l'habitude de mâcher des corps durs, l'usage des pipes de terre, l'emploi des poudres dentifrices insuffisamment porphyrisées, le grincement habituel et nerveux des dents. Les portions de dents qui ont été usées ne se reproduisent jamais ; mais, à mesure que leur couronne se rase, il s'opère dans la cavité dentaire une nouvelle ossification qui, bien que protégeant la dent, ne s'oppose cependant pas toujours à ce qu'elle soit très impressionnable. La partie usée n'est jamais attaquée lorsqu'elle n'offre pas de cavité. Quoi qu'il en soit, on prévient l'usure prématurée des dents en évitant les causes qui la déterminent, et lorsque la cavité de la dent usée est ouverte, ce qui est assez rare, on la nettoie pour la cautériser et la plomber ensuite. Si l'usure est le résultat d'un frottement trop direct des dents supérieures de devant sur les inférieures, on est quelquefois obligé de sacrifier les deux petites molaires d'en bas pour pouvoir ramener un peu en dedans les incisives et les soustraire ainsi au frottement.

III. — FRACTURE.

L'extrême dureté des dents ne garantit pas toujours des fractures auxquelles peut d'ailleurs les prédisposer une friabilité naturelle ou accidentelle, et qui peuvent résulter d'un coup violent ou d'une chute sur le visage , de la présence imprévue dans les aliments de fragments d'os , de noyaux de fruits , de portions de métal , d'un point d'appui pris sans précaution sur une dent voisine de celle qu'on veut extraire.

Cet accident est presque toujours irréparable ; quelquefois cependant, lorsque la fracture est longitudinale ou très oblique, et a lieu avant que l'accroissement des dents soit terminé, la réunion des fragments peut s'opérer, Jourdain et Duval en citent des exemples ; il importe seulement de maintenir le fragment extérieur immobile, en le recouvrant d'une plaque métallique, s'étendant aux dents voisines.

Il faut que les deux fragments demeurent l'un et l'autre en contact avec la pulpe , et que cet organe n'ait pas éprouvé une trop grande altération.

Si la fracture ne s'étend pas jusqu'à la pulpe et que la dent ne soit pas le siége d'une vive douleur, on doit se contenter d'effacer avec la lime les aspérités qui pourraient blesser les parties voisines. Si, au contraire, la pulpe est mise à nu, le moyen le plus sûr de faire cesser les vives douleurs qui ne tardent pas à survenir, c'est de la cautériser ou d'épuiser sa sensibilité par l'application de préparations stimulantes.

Mais quand, chez les adultes surtout, la fracture est en long et s'étend jusqu'à la racine , il faut de suite extraire les parties vacillantes : leur séjour dans l'alvéole ne peut que déterminer de vives douleurs, une forte inflammation et des abcès fistuleux.

IV. — ATROPHIE.

On ne devrait désigner par ce mot que le développement imparfait des dents; mais les dentistes appellent
atrophie ou *érosion*, une altération qui se présente sous
deux aspects différents : tantôt ce sont des taches blanches ou jaunâtres, irrégulières, situées dans l'épaisseur
de l'émail, dont elles n'altèrent pas le poli, et qui ne
changent pas avec l'âge; tantôt les dents présentent des
enfoncements placés sur une ligne horizontale et qui
semblent diviser leur couronne en deux moitiés plus ou
moins étendues.

Ce genre d'altération reconnaît généralement pour
causes des maladies graves survenues pendant l'enfance
et surtout durant le travail de la dentition, notamment
des gastro-enterites, des affections scrofuleuses ou scorbutiques profondes.

Impuissant contre elle, l'art ne peut que la prévenir,
en écartant par des soins hygiéniques bien dirigés les
maladies auxquelles est exposée l'enfance.

V. — DÉCOMPOSITION DE L'ÉMAIL.

Quelque dur que soit l'émail, il peut, non-seulement
éclater et s'entamer sous l'action des choses violentes,
mais il peut encore, pour ainsi dire, de lui-même, se
ramollir, se dissoudre, tomber en écailles et laisser à
découvert la matière éburnée qu'il découvre. Les dents

d'un blanc lacté, d'une texture fragile, sont les plus disposées à cette décomposition spontanée, qui se présente,
soit sous l'aspect de taches brunes ou noirâtres affectant
la face antérieure ou les côtés de la couronne, soit sous
la forme de rugosités, au moyen desquelles l'émail perd
son poli et se laisse enlever par parcelles à l'aide d'instruments principalement aux incisives. Ceci n'est autre
chose que la carie calcaire de M. Duval.

Comme il est facile de le prévoir, cette altération ne
peut être combattue en elle même qu'à l'aide de moyens
internes et externes propres à remplir les indications
nées de l'état général de la constitution du sujet, et spécialement de la bouche elle-même. Quelques dentistes,
comme Maury (*Traité complet de l'art du dentiste,* p . 104.),
conseillent de porter sur les points où l'émail est ramolli,
rugueux, une lime douce, afin de l'enlever et de péné-
trer jusqu'aux parties saines de la dent; mais, comme le
fait judicieusement observer M. Begin (*loc. cit.*), il est
douteux que cette opération puisse être d'un grand secours; l'éliminations des parties altérées n'empêchera pas
les autres de subir le même sort.

VI. — CARIE.

Cette altération est la plus commune de toutes celles
dont les dents puissent être atteintes, puisqu'elle attaque
à elle seule plus de sujets que toutes les autres lésions
réunies des mêmes organes; elle consiste en une destruction graduelle d'une partie ou de la totalité de la substance dentaire.

D'après les docteurs Leber et Rottenstein, la carie dentaire serait favorisée, sinon produite, par un microphyte décrit et représenté il y a longtemps déjà par M. Robin; ils montrent par des observations anatomiques précises, les ravages qu'occasionne ce champignon, comment il s'introduit au travers de l'émail jusque dans le cœur du tissu dentaire, écarte les canalicules, les dilate, et fait voler en éclats les portions dures qu'il ne peut ramollir, appelant à son aide les acides qui décomposent les parties terreuses, mettent en liberté l'acide carbonique et en poudre la chaux qui les constitue. Ainsi, une liqueur acide, dans laquelle vit et se développe le *leptothrix buccalis*, voilà la carie.

Les déductions thérapeutiques deviennent toutes simples. Soins minutieux de propreté; action mécanique d'une brosse et même d'une poudre inerte, mais très finement porphyrisée; liqueurs alcalines, et liqueur apte à tuer les microphytes sans endommager les organes qu'elle a mission de protéger.

« C'est ici que l'élixir vulnéraire, que je préconise dans les maladies de la bouche, trouvera bien sa place et deviendra un puissant auxiliaire pour détruire et prévenir le *leptothrix buccalis*, ce parasite destructeur des dents. »

La carie a été divisée sous le rapport de son développement, en *externe* et en *interne*, et, sous celui de son aspect, en *sèche* et en *humide*, ou *pourrissante*.

Les dents molaires sont plus souvent affectées de carie que celle des deux autres espèces; « c'est ordinairement le fond d'une des petites cavités de leur surface qui est le siége primitif de la maladie, qui commence sur leurs surfaces triturantes ou sur leurs surfaces contiguës, tandis qu'elle ne se montre que sur les côtés aux incisives et aux canines. » (Maury, *Traité complet de l'art du dentiste*, p. 108.)

Mais chez les sujets lymphatiques ou scrofuleux, elle affecte presque toujours les incisives. Plus commune chez les femmes que chez les hommes, et chez les jeunes sujets ou les adultes que chez les vieillards, la carie est aussi plus fréquente dans les pays froids que dans les pays chauds, et semble endémique dans les contrées basses, humides et marécageuses.

Quand la carie commence par la surface extérieure d'une dent, l'émail perd sa transparence, devient friable et présente une tache circonscrite, d'abord jaune, puis brune, qui bientôt devient noire. Après un certain temps, il se forme au centre de la portion altérée une excavation superficielle, mais dont la profondeur augmente plus ou moins vite; puis, au bout d'un temps variable, depuis quelques mois jusqu'à plusieurs années, les portions centrales de la dent étant ramollies et détruites, sa couronne se rompt en éclats et la racine reste seule dans l'alvéole.

Quand la carie commence par les couches profondes de l'ivoire, elle est plus lente dans ses progrès, et difficile à reconnaître autrement que par des douleurs sourdes et la teinte bleuâtre de l'émail, jusqu'à ce que cette substance, privée d'appui, se rompe et mette le mal à découvert.

Ce qu'il y a de remarquable, c'est que « jamais la carie

ne survient sur le collet d'une dent déchaussée ; elle ne survient pas non plus sur une portion de racine dénudée depuis un certain temps.» (Marjolin, *Dict. de méd.*, t. vi, *art. dent.*)

- « La douleur des dents, leur sensibilité à l'impression du chaud et du froid, ou au contact des corps durs, sont sans doute des signes rationnels propres à faire présumer l'existence de la carie, mais ils ne sauraient suffire. L'inspection des dents peut seule conduire à un diagnostic certain ; encore est-on très souvent obligé de recourir à la sonde pour reconnaître certaines caries que l'œil ne peut atteindre, ou pour distinguer entre plusieurs dents affectées de cette maladie, qui est cause des accidents que la personne éprouve.» (Oudet, *Dict. de méd. ou répert. gén. des sc. méd.*, etc., t. x, p. 171.)

Le traitement de la carie est aussi variable que le sont les causes qui la déterminent. Trop souvent, le résultat d'une cause intérieure, elle ne peut, dans bien des cas, être combattue que par la destruction de la disposition organique sous l'influence de laquelle elle s'est développée. Cependant, est-elle superficielle, on peut l'emporter avec la lime ou la rugine, et conserver ainsi indéfiniment le reste de l'organe, ou du moins retarder beaucoup les progrès de sa destruction.

Est-elle au contraire profonde et douloureuse, il faut d'abord éteindre sa sensibilité, soit par le cautère, soit par les teintures alcooliques concentrées ; puis ensuite, après avoir enlevé avec soin, au moyen d'une rugine, les parties ramollies qui remplissent la cavité, on explore sa surface avec un stylet.

4

Si l'on rencontre un point de la pulpe dentaire mis à nu et douloureux, on calme sa sensibilité au moyen de pansements avec la créosote, le chloroforme, la liqueur des Hollandais, l'alcool pur, l'essence de canelle, et au besoin, un peu de laudanum ou de morphine, etc. Si l'on n'a point réussi à éteindre la douleur, on peut porter sur le point dénudé, soit le fer rouge, soit les caustiques, la potasse, la pâte de Canquoin, l'acide arcenieux, etc. Enfin, lorsque l'insensibilité est obtenue, on obture la cavité avec des feuilles d'or, des amalgames métalliques ou des préparations appropriées (voy. *plombage*).

On peut, par ce moyen, conserver longtemps et rendre à leurs usages des dents assez gravement altérées.

Mais quand la carie est très profonde, que la dent est continuellement douloureuse, qu'elle exhale une odeur infecte et qu'elle ne peut être plombée, son extraction devient inévitable. Dans ce cas encore, il est souvent possible de n'emporter que la couronne et de laisser en place la racine qui soutient les dents voisines, prévient leur ébranlement, retarde leur chute, ou permet l'emploi des dents à pivot. Si ces racines elles-mêmes se carient, on doit les enlever à leur tour et en débarrasser enfin la bouche, leur présence ne pouvant être que nuisible.

VII. — CONSOMPTION DES RACINES.

Quoique moins attaquables que la couronne, les racines des dents peuvent être envahies et détruites par la carie; mais, indépendamment de cette altération, ces parties peuvent encore être atteintes d'une désorganisa-

tion sur laquelle M. Duval a le premier fixé l'attention,
et qui n'est que le résultat de diverses altérations pa-
thologiques du pédicule vasculo-nerveux qui, du fond
de l'alvéole, pénètre dans le canal dentaire. La maladie
n'est évidemment pas alors dans la racine, mais dans la
partie aux dépens de laquelle s'est formé le corps anor-
mal qui a provoqué l'absorption de la substance éburnée.

Un sentiment vague de gêne et d'embarras dans l'é-
paisseur du bord alvéolaire, puis une douleur sourde,
fixe et profonde, l'inflammation de la gencive, la mobilité
de la dent, la suppuration de la membrane alvéolo-den-
taire, des amas purulents et des ouvertures fistuleuses
caractérisent successivement cette maladie. Tant qu'il
n'existe que de l'irritation sans lésion appréciable de l'appareil dentaire, on se borne aux saignées locales, aux
émolliens, aux anodins et aux révulsifs; mais quand la
dent se soulève et vacille, que du pus sort de l'alvéole ou
des parties voisines, l'extraction de l'organe malade est
impérieusement indiquée.

VIII. — EXOSTOSE DES DENTS.

Toujours très difficile à reconnaître avant l'extraction
des dents, cette maladie n'affecte presque jamais que la
racine, consiste dans une augmentation de volume par
l'engorgement et l'ossification de la membrane alvéolo-
dentaire, et se manifeste très souvent chez les sujets dont
les dents sont devenues douloureuses à la suite de dia-
thèse goutteuse ou rhumatismale.

La racine acquiert quelquefois un volume considérable,

devient creuse, à parois minces et à tissu soufflé, ce qui constitue le *spina ventosa*, dont M. Oudet a présenté un exemple à l'Académie royale de médecine.

L'exostose affecte une marche semblable à celle de la précédente maladie, donne lieu aux mêmes accidents, se complique d'altérations analogues, doit se combattre par les mêmes moyens, et nécessite, comme elle, l'extraction aussitôt que la dent vacille et que la tuméfaction du rebord alvéolaire annonce un désordre profond dans les parties qu'il protége.

IX. — INFLAMMATION DE LA PULPE (ODONTITE).

La pulpe dentaire est douée d'une sensibilité si exquise, qu'aussitôt qu'elle est mise à nu, ou seulement dépouillée en grande partie de la couche éburnée qui la recouvre, elle est le siége des plus vives douleurs; et, comme sa substance est contenue dans une sorte de gaîne inextensible, son inflammation s'accompagne d'une espèce d'étranglement qui accroît encore la violence des symptômes. Cette phlogose a pour résultat la désorganisation du bulbe et sa transformation en une matière molle, fongueuse, comme pultaçée et insensible.

Mais avant que cet effet soit produit, l'irritation et les vives douleurs qui l'accompagnent se renouvellent si souvent que, bien des fois, on aime mieux sacrifier la dent malade que de souffrir plus longtemps.

Quelque vive que soit la douleur provenant de l'odontite, elle est ordinairement assez fugace; mais quand elle persiste au delà de douze, vingt-quatre ou trente-six heures, on voit le sang affluer autour de la dent, la chaleur s'y développe, une grande salivation survient, la fièvre s'allume, et la joue correspondante se tuméfie. Ces sortes de tuméfactions, qu'on nomme vulgairement fluxions, se développent d'autant plus vite que les sujets sont plus irritables et plus sanguins, elles se terminent quelquefois par abcession.

Il n'est pas de maladies contre laquelle on ait proposé plus de remèdes que pour l'odontite ; mais réduits à leur juste valeur, ils agissent, ou en combattant l'inflammation, comme les sangsues, les gargarismes et les cataplasmes émollients, ou en modérant la sensibilité de là dent malade, comme les préparations opiacées introduites dans la cavité d'une carie, ou en détruisant la pulpe, comme sa cautérisation opérée, soit avec les acides concentrés, soit enfin avec les éthers ou les huiles essentielles.

On voit très souvent aussi des douleurs odontalgiques cesser sous l'influence d'une affection morale vive ou de tout autre moyen révulsif.

M. Lachaise dit que l'application d'une petite ventouse simple sur la partie de la joue correspondant à la dent douloureuse lui a très souvent réussi.

X. — FONGOSITÉ ET OSSIFICATION DE LA PULPE.

La première de ces deux affections ne peut survenir que quand l'orifice du canal dentaire est dilaté par une maladie ou accidentellement ouvert. « Dans le premier cas, la pulpe tuméfiée devient plus consistante, plus rouge et plus volumineuse que dans l'état normal ; dans le second, la pulpe tuméfiée paraît extérieurement sous forme d'une petite tumeur rouge, circonscrite par les bords de l'ouverture de la dent : cette tumeur est ordinairement très sensible. » (Maury, *ouv. cité.*)

On l'excise, on la cautérise, ou en dernier lieu on fait l'extraction de la dent.

Quant à l'ossification, elle est bien plus souvent l'effet d'un travail conservateur qu'une maladie. Dans une dent usée, la pulpe s'ossifie dans le voisinage de la table qui ferme encore le canal de la dent, et dont l'épaisseur se trouve alors augmentée ; mais dans les dents cariées, il se forme assez souvent, vis-à-vis l'ouverture anormale, une concrétion osseuse, saillante et suspendue qui peut comprimer le bulbe et l'irriter.

Cette complication de la carie n'est reconnue que quand la dent est extraite, et ne saurait par conséquent être soumise à un traitement.

XI. — ÉBRANLEMENT DES DENTS.

Deux genres de causes peuvent ébranler les dents : les unes sont extérieures, comme les coups, les chutes, des pièces artificielles mal fixées, l'accumulation du tartre ; les autres sont internes, commes les diverses altérations qu'éprouvent les gencives, l'usage du mercure, une affection rhumatismale ou goutteuse, enfin, les progrès même de l'âge.

On conçoit que cette différence de causes, ici comme ailleurs, en entraîne une dans le traitement. Dans le premier cas, tout doit être disposé pour laisser en repos la dent ébranlée ; dans le second, la maladie ne réclame d'autres soins que ceux qui sont appropriés à la cause éloignée dont l'ébranlement est le résultat.

XII. — LUXATION ET ARRACHEMENT.

Lorsque, par suite de quelques violences dirigées contre la bouche, une ou plusieurs dents sont renversées sans avoir cependant complètement abandonné leurs alvéoles, ce qui arrive le plus souvent aux incisives ou aux canines, il faut les replacer dans leur position primitive avec les doigts, une pince ou la clef, les y maintenir par des ligatures, et les préserver pendant quelques jours de tout contact. Si leur pédicule vasculaire et nerveux n'a pas été déchiré, elles continueront à vivre et à servir comme auparavant.

Dans le cas d'entière expulsion des dents hors de leurs alvéoles, on doit le plus ordinairement les replacer et les fixer.

Quelques auteurs ont cru pouvoir soutenir qu'elles reprenaient vie, et en ont donné pour preuve la solidité que quelques-uns acquièrent ; mais il est évident, et peu de dentistes-médecins soutiennent aujourd'hui le contraire, que les dents ainsi replacées ne sont retenues que par la coaptation ou le resserrement de l'alvéole, à la manière des corps étrangers et inertes. Leur durée est toujours moins longue qu'on ne le fait espérer aux malades.

Voici un cas que je vais reproduire à l'appui de cette dernière assertion.

Au mois de mars 1871, un jeune mobilisé de la Haute-Garonne se présenta chez moi et me pria de vouloir bien lui arracher une dent cariée ; c'était la première grosse molaire tricuspide du maxillaire gauche inférieur. La gencive était rouge, gonflée, et présentait au niveau des racines un abcès fistuleux.

Sur ma demande, le malade m'avoua que cette dent avait été sacrifiée déjà par un médecin de campagne, qui, après l'avoir luxée, lui avait conseillé de la laisser remettre en place, lui assurant que plus jamais il n'en souffrirait. Six ans s'étaient écoulés sans qu'il en eut souffert, en effet, une seule fois, mais aujourd'hui il éprouvait de telles douleurs qu'il se voyait obligé de recourir à l'évulsion. J'arrachai la dent aisément et remarquai après que les trois racines en étaient très courtes, chétives et recourbées en dedans ; leur longueur n'atteignait pas un centimètre. Bref, la conformation de l'organe me donna bien à comprendre qu'il y avait eu arrêt de développement, remontant sans nul doute à l'époque de la première opération.

XIII. — MÉDECINE OPÉRATOIRE.

Les diverses opérations qui se pratiquent sur les dents, sans être d'une exécution très difficile, exigent cependant un coup-d'œil exercé et une adresse que l'habitude peut seule donner. Aussi, la plupart des chirurgiens s'abstiennent de les pratiquer, et les abandonnent à des personnes qui en font l'objet d'une spécialité assez généralement cultivée avec succès dans les grandes villes.

Mais cependant, comme la confiance ne s'achète pas, le médecin ne doit pas ignorer cette pratique : il peut être sollicité à tout instant par ses clients, qui n'accorderaient pas leur confiance à d'autres personnes.

Les connaissances du médecin doivent embrasser tout ce qui concerne l'art de guérir. Pour ma part, j'ai étudié avec soin la partie dentaire. Alors que je n'étais encore qu'étudiant en médecine, j'avais même acquis à l'hôpital Saint-Jacques de Toulouse, comme opérateur-dentiste, une certaine réputation.

Aujourd'hui, toutes les ressources de l'art du dentiste me sont connues; il ne se passe pas de jour que je ne sois obligé de procéder à quelque opération radicale, ce que je ne fais qu'à la dernière extrémité, car il faut le dire bien haut, il est peu de dents qu'un praticien intelligent ne puisse conserver. Souvent il m'arrive de recevoir des personnes sortant des mains du dentiste et qui recourent à moi pour que j'achève des opérations mal terminées, mal réussies ou jugées impossibles. Que de dents brisées, que d'alvéoles fracturées, que de gencives écrasées j'ai vu passer ainsi dans mon cabinet !

On le voit, il est du devoir du médecin, digne de son mandat, de ne négliger aucune des branches de l'art de guérir, car dans sa pratique, il peut avoir à traiter les cas les plus divers.

M. Bouisson, chirurgien éminent et justement estimé, doyen de la Faculté de Médecine de Montpellier, et un de mes professeurs, en 1863, à cette Faculté, avait si bien compris la nécessité que je signale, que dans sa clinique chirurgicale (lorsque les cas se présentaient), il prenait à tâche d'attirer toute notre attention sur les opérations les plus menues, comme extraction d'incisive, extirpations de cors aux pieds, etc., etc.

La première précaution à prendre pour pratiquer convenablement les opérations relatives à l'art du dentiste, c'est de faire asseoir le malade sur un siége solide, devant une fenêtre bien éclairée, la partie supérieure du corps garnie d'une serviette, la tête soutenue contre la poitrine d'un aide ou appuyée sur le dossier d'un fauteuil disposé en conséquence. Indépendamment des instruments nécessaires, l'opérateur doit avoir à sa disposition de l'eau tiède, de l'eau froide aiguisée de vin, de vinaigre, d'eau-de-vie ou de quelque teinture aromatique.

XIV. — LIMAGE DES DENTS.

On est aujourd'hui complétement revenu de la crainte qu'on a longtemps eue, et que conserve encore le vulgaire, de nuire aux dents en les limant. On le fait tantôt pour enlever des portions cariées, tantôt pour égaliser, séparer une dent qui, trop longue ou trop rapprochée des autres, nuit à l'exact emboîtement des mâchoires; tantôt enfin pour détruire des aspérités qui, par leur présence, incommodent ou blessent les parties voisines. On lime encore les dents pour les disposer à recevoir des pièces artificielles.

Les limes dont se servent les dentistes sont extrêmement variables de forme : amincies ou carrées sur leurs bords, convexes ou planes à l'une ou à l'autre de leurs faces, et quelquefois sur toutes les deux, taillées des deux côtés ou d'un seul, droites ou cintrées; pointues ou carrées à leur extrémité, elles doivent toujours être douces et fines.

Dans leur emploi, le frottement doit être lent, exempt de saccades. Le point essentiel est d'agir avec sûreté en évitant l'ébranlement et la douleur, aussi l'opérateur doit-il affermir la dent sur laquelle il agit en appuyant sur elle l'indicateur de la main qui n'est pas chargée de la lime.

De temps à autre, l'instrument sera plongé dans de l'eau froide pour prévenir son échauffement et nettoyer sa surface.

Si on agit sur les dents antérieures, dans les cas de carie, on doit autant que possible diriger la lime de manière à ménager leur face antérieure et à faire porter la perte sur la postérieure qui est cachée à la vue.

XV. — CAUTÉRISATION.

On cautérise les dents, soit pour désorganiser la pulpe vasculo-nerveuse irritée qu'elle renferme, soit pour borner les progrès d'une carie qui semble marcher rapidement à leur destruction.

On se sert, à cet effet, du feu et des caustiques : le premier est le plus fréquemment employé; on l'applique aujourd'hui au moyen d'un stylet en platine ou en or, portant, à quelques lignes de distance de son extrémité, un petit globe qui sert de réservoir au calorique, et en fournit à la tige assez longtemps pour qu'elle agisse efficacement sur les parties avec lesquelles on la met en contact. On chauffe ordinairement ce stylet à la flamme d'une lampe à esprit-de-vin, et on ne l'applique qu'après avoir desséché avec du coton le fond de la cavité dentaire.

Les caustiques sont surtout employés pour les personnes qui redoutent l'action du feu : l'ammoniaque liquide, les acides sulfurique et nitrique sont ceux auxquels on donne généralement la préférence. On en imbibe un morceau de coton qu'on introduit dans la carie, et on le recouvre d'un autre morceau de coton sec. On ne saurait être trop circonspect dans l'emploi de ces moyens : affaiblis ou purs, les acides ont d'abord le grave inconvénient de ramollir la substance dentaire, ensuite, ils peuvent se répandre sur les parties voisines et les endommager. Les inconvénients inhérents à la cautérisation ont engagé quelques praticiens à se borner à l'emploi d'agents moins violents, comme la myrrhe, l'encens, l'éther, les huiles essentielles de canelle, de girofle, de menthe, ou à chercher à détruire mécaniquement le nerf dentaire à l'aide d'une aiguille plus ou moins acérée, montée sur un manche et recourbée à son extrémité.

XVI. — PLOMBAGE.

On nomme ainsi l'opération par laquelle les dentistes oblitèrent les cavités anormales des dents, parce qu'autrefois le plomb était seul employé à cet effet. Elle exige, pour être suivie de succès, ces trois conditions : qu'il n'existe pas de suintement par le canal dentaire, que la dent n'éprouve aucune sensation douloureuse de la part du froid ou du chaud et du séjour des substances alimentaires, enfin, que les rapports du fond de la cavité avec son entrée soient tels que le métal puisse être facilement maintenu.

Les dents inférieures, à raison de leur situation, se prêtent plus commodément que les supérieures au plombage, et cette opération réussit mieux sur les molaires que sur les dents antérieures.

Le plomb est aujourd'hui rarement employé, parce qu'il s'oxyde et noircit presqu'au moment de son application (voy. le mémoire de M. Duval, intitulé : *Expériences sur les dents plombées qui sont susceptibles de l'influence galvanique.* Paris, 1807); on se sert de préférence de feuilles d'étain, telles que les emploient les batteurs d'or, ou mieux encore de feuilles d'or ou de platine rendues malléables. Après avoir nettoyé, desséché et quelquefois ruginé le fond de la carie, on la remplit d'une quantité suffisante de métal, mais successivement, pour que les feuilles s'appliquent régulièrement, puis, au moyen d'un fouloir, on les presse contre les parois de la cavité, de manière à empêcher tout accès à l'air et à la salive, et on en polit la surface au niveau de la couronne.

On se sert aussi très fréquemment, pour boucher les cavités dentaires, d'une substance connue sous le nom de *métal fusible de Darcet* : c'est un composé de huit parties de bismuth, cinq de plomb et trois d'étain qui est fusible à la température de l'eau bouillante. M. Regnard en a encore augmenté la fusibilité par l'addition d'un dixième de mercure. Pour l'employer, on en met un fragment dans la cavité qu'on veut oblitérer, puis on chauffe un foulon qu'on applique sur le métal qui se fond, on l'étend ainsi en tout sens jusqu'à ce qu'il soit durci, et on termine en le polissant. Ce métal a l'avantage de la promptitude et s'accommode parfaitement aux cavités dentaires, aussi beaucoup de dentistes s'en servent-ils presque exclusivement.

XVII. — LUXATION ET DÉCOURONNEMENT.

Lorsqu'on veut conserver une dent dont la couronne est seule malade, et qui offre une grande solidité, on peut se borner à la luxer, afin de rompre son pédicule nerveux et d'éteindre ainsi sa sensibilité. Cette opération, qui a l'avantage de ne pas dégarnir la bouche, n'est praticable que quand l'alvéole et les gencives sont saines, et ne diffère de l'extraction qu'en ce que la dent saisie, au lieu d'être entièrement retirée de l'alvéole, n'est que renversée sur le côté, et ensuite remise en place comme si elle avait été luxée par accident. Le succès n'est pas toujours assuré.

Lorsqu'au contraire on veut sacrifier la couronne et conserver la racine, on enlève la première avec des pinces très fortes, droites ou courbes, et à mors tranchants. Cette opération, que Paré avait déjà indiquée sous le nom de *déchapellement*, est rarement pratiquée en France; mais les dentistes anglais, particulièrement M. Fay, dentiste américain, établi à Londres, en ont érigé la nécessité en principe toutes les fois que les racines sont intactes.

Il serait à désirer que les praticiens français se péné-
trassent mieux de cette nécessité; car nous partageons
cette opinion de Maury (*ouv. cit.*, p. 285) : « Sur vingt
cas qui exigeraient l'extraction, il y en aurait plus de la
moitié dans lesquels on pourrait tenter l'excision des
dents à leur couronne, sans aucune espèce de danger. »

XVIII. — EXTRACTION DES DENTS.

Quand il est bien démontré qu'une dent malade ne
peut être conservée par aucun des moyens que nous
venons d'indiquer, il faut nécessairement l'extraire; mais
on ne doit se décider à pratiquer cette opération qu'avec
une grande réserve, et ne prendre la douleur, même
intense, pour une raison suffisante, parce que non-seulement cette douleur peut cesser tout à coup, mais elle
peut quelquefois avoir son siége ailleurs que dans le lieu
où le malade croit la ressentir. Aussi, l'envahissement
continuellement douloureux de la cavité dentaire par la
carie, l'inflammation chronique de la membrane alvéolo-
dentaire, la consomption ou l'exostose des racines, l'éta-
blissement des fistules dentaires, sont les principales
circonstances où l'extraction est rigoureusement indiquée.

Il est peu d'opérations pour lesquelles on ait imaginé
plus d'instruments que pour l'extraction des dents. En les
réduisant à leur véritable mode d'action, on voit qu'ils
agissent, les uns directement sur la dent à extraire,
comme la pince et le davier, les autres en s'appuyant
sur l'intérieur et le rebord de l'alvéole, comme la langue
de carpe, le pied de biche, d'autres enfin en prenant

leur point d'appui, ou sur l'os maxillaire, ou sur les dents voisines de celle qu'il s'agit d'extraire, comme la clé de Garangeot, le pélican, etc.

De tous ces instruments, le plus usité est sans contredit la clé de Garangeot, aussi nommée clé anglaise : elle se compose d'une tige d'acier, longue de 4 à 5 pouces, solidement montée à l'une de ses extrémités sur un manche transversal, et portant à l'autre un renflement aplati, creusé d'une mortaise destinée à recevoir un crochet courbe, demi-circulaire, et maintenu par une vis placée dans le sens de l'axe de l'instrument, ce qui permet de changer le crochet de direction. Pour rendre son action applicable à la pluralité des cas et plus prompte, on lui a fait subir deux modifications assez importantes : l'une en courbant sa tige en dehors près du panneton, l'autre en implantant le crochet au centre d'une noix susceptible de tourner sur son axe, et de permettre au crochet d'agir des deux côtés sans être démonté.

Pour extraire une dent avec la clé de Garangeot, on place le crochet au-dessous du collet de la dent et aussi en avant de l'alvéole qu'il est possible, puis on saisit la dent de telle sorte que toute sa couronne se trouve logée dans la courbure du crochet et que le panneton réponde au côté opposé, toujours plus bas que le crochet. Quand ces précautions sont prises, on fait exécuter un mouvement de rotation à la clé, et on opère l'extraction le plus ordinairement de dedans en dehors. L'instrument agit alors comme un levier du premier genre ; la résistance a lieu sur la couronne de la dent, le point d'appui sur le côté opposé de l'alvéole, et la puissance vers le manche de l'instrument. Le plus souvent, on extrait la dent avec la clé seule, mais quelquefois il est prudent, après l'avoir luxée, de l'enlever avec une pince, en lui imprimant un mouvement de rotation pour ne pas entraîner quelque portion d'alvéole fracturée.

En se rendant compte de la manière d'agir de la clé, on ne tarde pas à reconnaître qu'elle peut avoir, dans plusieurs circonstances, d'assez graves inconvénients, par le fait même de la bascule qu'elle fait exécuter à la dent; aussi plusieurs dentistes en bornent-ils l'emploi aux molaires, tandis même que quelques-uns ne s'en servent presque jamais. Pour eux, après les pinces et les daviers, qui se ressemblent assez, les instruments les plus usités sont la langue de carpe et le pied de biche, espèces de leviers qu'on porte au-dessous du bord libre de la gencive, entre la racine de la dent à extraire et la dent voisine, et avec lesquels on soulève la racine en leur imprimant des mouvements de demi-rotation à mesure qu'on les enfonce davantage.

Le pélican est aujourd'hui en France généralement abandonné.

Quelque bien exécutée que soit l'extraction d'une dent, et quoique, dans bien des cas, cette opération ne soit qu'une manœuvre routinière, elle peut cependant être suivie d'accidents assez graves, sans compter la douleur qui est toujours inévitable, et la contusion des gencives que l'on peut garantir, en dégageant convenablement le collet des dents, et en garnissant d'un corps doux la partie sur laquelle est pris le point d'appui. De tous ces accidents, un des plus communs, et quelquefois des plus graves, est l'hémorrhagie.

Dépend-elle d'une simple déchirure des gencives, des lotions astringentes, ou même les gargarismes d'eau aiguisée de quelques gouttes de vinaigre ou d'essence spiritueuse, dont on fait toujours usage après l'extraction, suffisent ordinairement pour l'arrêter ; mais si le sang s'échappe du fond de l'alvéole, provenant du rameau artériel du pédicule de la dent, il faut oblitérer solidement la cavité alvéolaire au moyen d'une petite boule de cire ou de charpie, sur laquelle on exerce une forte compression. La cautérisation a très souvent été nécessaire. Dans les quelques cas que j'ai eu à traiter, la cautérisation à l'aide du crayon de nitrate d'argent m'a toujours réussi.

Quand à la fracture de la dent qu'on se propose d'extraire, c'est un accident plus désagréable pour l'opérateur que grave pour le malade ; mais il n'en est pas de même de la fracture d'une partie du rebord maxillaire, que la disposition de certaine racine rend quelquefois inévitable, et à plus forte raison du corps même de la mâchoire, ainsi que Fox en rapporte un cas fort remarquable (*Hist. naturelle et Maladies d s dents*, traduct. de Lemaire, in-4°, p. 235). Elle exige que l'on retire les fragments détachés qui pourraient piquer et irriter les parties molles, et qu'on maintienne les autres en rapport par le repos. Si la gencive était détachée dans une grande étendue, il faudrait également la réappliquer et laisser à la nature le soin d'en opérer la cicatrisation.

La luxation d'une ou plusieurs dents ne réclame d'autre traitement que celui qu'il faudrait employer si elle était le résultat de tout autre accident ; on les replace en ligne dans leurs alvéoles et on les maintient jusqu'à ce que le resserrement des os et des gencives les ait affermies.

L'extraction d'une dent peut encore être suivie de la luxation de la mâchoire inférieure et même de la rupture du sinus maxillaire, comme M. Duval en cite plusieurs exemples. (*Des accidents de l'extraction des dents*, broch. in-8°, 1802), ensuite de la syncope, de mouvements convulsifs, de fièvre et de quelques autres accidents généraux, qui ne réclament dans cette circonstance particulière d'autres traitements que ceux qui leur sont appropriés dans tous les autres cas.

CHAPITRE IV

Prothèse Dentaire.

—

SA DÉFINITION. — SES PROGRÈS.

La prothèse dentaire, odontotechnie ou mécanique dentaire, est l'ensemble des moyens inventés pour réparer la perte des dents naturelles.

Encore dans l'enfance, dans la première partie du siècle dernier, cet art a grandi tout à coup, grâce aux travaux de praticiens éminents, parmi lesquels il faut surtout citer en Angleterre : les Fox, les Hunter, les Beddoes, et en France : les Guillemin, les Fauchard, les Laforgue, et plus récemment : les Maury, les Duval, les Roger et les Preterre. Enfin, cette science a été portée définitivement à ses dernières limites, par la découverte vraiment admirable (*système Vulcanite*) du célèbre docteur américain Pudnam, si bien secondé par le docteur de Mirimonde, qui a constamment partagé ses travaux, et qui partage aussi sa gloire.

Mentionnons enfin le professeur-dentiste J. Nux (1), qui a surtout importé en France la merveilleuse méthode américaine, et dont il a amélioré les procédés.

Si nous jetons un coup-d'œil sur les nombreuses recherches entreprises par nos devanciers sur la prothèse dentaire, si nous examinons leurs laborieuses tentatives, qui n'ont jamais abouti qu'à des résultats problématiques, et dans tous les cas, n'ont jamais dépassé des demi-succès, nous arriverons à reconnaître un fait : c'est que cet art doit avoir des applications pratiques bien fécondes pour qu'il ait ainsi occupé et absorbé les veilles et l'existence d'un si grand nombre d'hommes remarquables.

C'est qu'en effet les conséquences devaient être immenses et semblaient en proportion du prodige à accomplir. Aussi, tous s'étaient-ils mis résolûment à l'œuvre ; il ne s'agissait de rien moins que de reconstituer la nature détruite, et cela avec une perfection, un fini, qui défiassent la nature elle-même.

(1). Le dentiste-professeur J. Nux, membre correspondant de l'Académie de Baltimore (Etats-Unis), le continuateur en France de l'œuvre des Pudnam et de Mirimonde, dont il fut l'élève et l'ami, est venu s'installer à Toulouse, Place Lafayette, où il exerce sa profession de chirurgien-dentiste, de concert avec G. Mombet, un de mes anciens compagnons d'étude dans les hôpitaux de Toulouse et de Montpellier.

Après d'innombrables essais, après des efforts vraiment inouïs, l'œuvre a été couronnée et le succès a été si grand qu'il a dépassé toute espérance.

Nous n'avons pas l'intention de faire ici un traité de prothèse à l'usage des dentistes — Cela ne peut trouver place que dans des ouvrages spéciaux et serait au surplus sans profit pour nos lecteurs.

Ce que nous nous proposons, c'est d'exposer à leurs yeux un tableau comparatif des divers systèmes de prothèse tour à tour employés jusqu'ici, et de les amener ainsi, par ce parallèle, à pouvoir juger et prononcer eux-mêmes entre les vieux procédés que la routine n'a pas encore complètement abandonnés, et la nouvelle et magnifique invention qui est le dernier mot du progrès.

II. — DENTS ARTIFICIELLES ET DIFFÉRENTS MOYENS DE LES POSER.

On a tour à tour employé, pour la confection des dents artificielles, les os et les dents du bœuf, du cheval, du cerf, du mouton, la nacre de perle, l'ivoire, les dents d'hippopotame ou cheval marin (*osanore*), etc.

Malheureusement, les substances organiques étant corruptibles, les dents fabriquées avec ces matières ne tardaient pas à tomber en décomposition.

Il appartenait à Dubois, Chément, de s'immortaliser par la découverte des dents minérales, composées de feldspath, de silex et de kaolin.

Ces dents sont inaltérables, incorruptibles et d'une durée illimitée. Ajoutons qu'avec les procédés de fabrication dont on dispose aujourd'hui, elles rivalisent avec la nature, au point de vue de la forme et de la nuance, à ce point qu'il ne serait pas possible d'établir la moindre différence entre elles et des dents naturelles; aussi ces dents sont-elles aujourd'hui généralement adoptées.

Les moyens employés pour faire adapter et tenir les dents artificielles sont : le pivot, la ligature, le crochet et les ressorts.

Les ligatures métalliques ou en simple cordonnet amènent promptement l'ébranlement des dents voisines, sont malpropres, gênantes, et sautent aux yeux.

La dent à pivot mérite davantage de fixer notre attention. Elle n'est pas, il est vrai, sans inconvénients, et nous ne saurions les taire, mais avec les procédés que nous possédons aujourd'hui ils sont en partie rachetés.

Les dents à pivot, telles qu'on les avait employées jusqu'à ce jour, avaient deux désavantages, basés sur la forme de la dent et sur le pivot lui-même.

Le pivot est soudé à la partie postérieure de la dent qui offre pour cela une rainure. Cette disposition exige que le talon de la dent, c'est-à-dire la partie de la dent artificielle qui vient s'adapter à la racine de la dent naturelle, soit privée de sa partie interne ou arc postérieur. N'appliquant donc qu'à demi, la dent artificielle est exposée à perdre constamment sa vraie position dans la bouche, et même à plier aisément sous l'influence, par exemple, des efforts de la mastication, ou sous l'action de certains chocs ou chutes même légères.

Quant aux pivots métalliques d'or ou de platine, un de leurs grands inconvénients est de détruire, de dévorer par le contact le canal dentaire où ils sont introduits.

De là, continuel déplacement de la dent et finalement sa chute.

Sans doute, on nous objectera qu'on remédie en partie à ces accidents en entourant le pivot au moyen d'un peu de soie, de coton, d'amiante, etc. Oui, mais alors quelque bien faite que soit l'opération, on ne peut empêcher que quelque détritus du manger ne vienne se loger autour du pivot ainsi emmailloté, et, dès lors, les matières alimentaires se putréfiant, deviennent une véritable source d'infection.

Les dentistes qui marchent avec le progrès emploient aujourd'hui les dents à talon, dont la forme, — avantages même à part, — répond tout à fait à la configuration des dents dans la bouche, et ils substituent aux pivots métalliques ceux en bois d'hickory. Le bois ne corrode pas, ainsi que le fait le métal, l'ivoire, ou la partie osseuse, osanore de la dent; se gonflant légèrement sous l'influence de l'humidité, il ne permet pas à la dent de dévier de sa position, car il fait, pour ainsi dire, corps avec la racine, et dès lors il devient matériellement impossible qu'il puisse s'y opérer l'introduction d'un corps étranger.

Ajoutons, pour être complet, que le pivot en bois d'hickory est aussi solide que le pivot en métal; il peut tenir vingt ans.

Nous en convenons, la dent à pivot est réellement utile, et lorsqu'il n'y a qu'une dent à poser, c'est à elle seule qu'on doit recourir, si toutefois la chose est possible; mais nous la récusons comme moyen d'attache de fixation dans les pièces de plusieurs dents, au même titré que les ligatures et les crochets. Comme nous avons promis de tout dire, ajoutons que la pose d'une dent artificielle est une opération très difficile, douloureuse, et peut amener, si l'opération est mal faite, des fluxions, des abcès et des fistules.

Mais alors, me direz-vous, comment remplacer le pivot douloureux, les ligatures sales, gênantes et visibles, et les crochets destructeurs et dangereux ? Comment ? Par un moyen fort simple : « en faisant tenir les dents toutes seules ! » Vous criez à la mystification ? Eh bien ! détrompez-vous ; c'est un prodige, voilà tout. Pivots, crochets, ligatures, ressorts, tout cela sera désormais rélégué dans l'arsenal des antiquailles, et vous allez vous en convaincre vous-mêmes, si vous voulez bien me prêter quelques minutes d'attention, en lisant mon dernier article sur l'examen comparé des prothèses dentaires.

III. — EXAMEN DIFFÉRENTIEL DES SYSTÈMES DE PROTHÈSE DENTAIRE

(MÉTAL, OSANORE, VULCANITE).

Jusqu'à la découverte qui nous occupe, ces systèmes pouvaient se réduire à deux :

1° Le système en métal (or, platine, argent, aluminium);

2° Le système en ivoire (hippopotame ou cheval marin (osânore), etc.

1° DENTIERS OR, PLATINE, etc.

Ces dentiers, froids à la bouche, présentent une teinte métallique fort désagréable ; leur poids énorme les rend quelquefois insupportables et va jusqu'à produire un affaissement des gencives. Le contact des métaux occasionne encore des aphtes, ulcérations, abcès, etc.

Ce sont de plus de véritables batteries galvaniques, dont l'action peut aller jusqu'à produire des fourmillements continus et réveiller des douleurs névralgiques, dont le retentissement peut se faire sentir sur les organes de la vue et de l'ouïe.

Obligé, pour les faire tenir, d'y adapter ressorts, crochets ou griffes, il faut nécessairement introduire dans la bouche une véritable quincaillerie, fort gênante d'abord, et qui peut, par suite de brisure de pièce, amener des accidents promptement mortels.

Les annales de médecine rapportent le fait récent de M. Bruneau, qui, jouant avec un de ses amis, avala en parlant un crochet qui se détacha d'une pièce artificielle qu'il portait. Il succombait six jours après dans d'horribles souffrances. L'autopsie révéla une perforation énorme de l'œsophage et du poumon droit.

Source permanente de malpropreté et d'infection, ces dentiers, ne pouvant que très difficilement être ôtés de la bouche, ont encore l'immense désavantage d'user, couper et déchausser les dents par leurs crochets.

Inutile d'ajouter que les douleurs qu'occasionnent leur pose et leur maintien dans la bouche les rend peu prati-

ques, et en font pour le client, un objet de torture et
d'effroi.

Trop blancs d'abord, ils jaunissent vite, pourrissent
bientôt après, et communiquent à l'haleine une fétidité
repoussante, enfin, corrompent les dents saines; ces
dentiers ne vont pas au dela de deux années.

DENTIERS EN VULCANITE.

Arrivons enfin à la vulcanite ou coralite, et comptons,
s'il est possible, les avantages de ce système sur les
autres.

La vulcanite est d'une inaltérabilité absolue, inattaqua-
ble par les acides, le suc salivaire, ne peut se déformer
sous aucune des influences auxquelles on la soumet, s'a-
dapte avec une précision admirable aux gencives et aux
racines qui restent, se marie, s'harmonise merveilleuse-
ment pour la teinte avec la muqueuse buccale.

La vulcanite est mauvais conducteur du calorique et
défie l'action galvanique que subissent les métaux. Légère
à ce point, que nous avons vu remplacer un dentier en
métal pesant 180 gr. par un autre en vulcanite n'en
pesant que 32. Cette légèreté apporte encore un autre
avantage, c'est de ne pas gêner la circulation du sang;
de plus, la vulcanite est d'une solidité et d'une durée
sans fin.

Ajoutons que ces dentiers tiennent sans crochets, ni
ligatures, ni ressorts, seulement *par leur grande préci-*

sion et la pression atmosphérique (succion). Enfin, ils se mettent et se retirent avec autant de facilité qu'une bague au doigt, et on en mange et parle comme avec ses propres dents.

Nous bornerons ici notre étude. Nous n'avons consacré que quelques lignes rapides à un sujet qui demanrait un volume entier ; mais, tel qu'il est traité, je le crois cependant suffisant pour amener la conviction dans les esprits les plus incrédules et les plus prévenus.

Il ne reste plus après qu'à voir soi-même, et alors certainement vous apporterez votre tribut d'admiration et de reconnaissance à ces grands génies créateurs, qui ont doté l'humanité d'une invention aussi magnifique que profitable.

Nous osons dire que jusqu'à eux les ténèbres de la prothèse dentaire n'avaient été percés que par des lueurs indécises et de rayons obliques. Enfin, *ils sont venus !...* et ils nous ont arrachés à cette obscurité qui nous enveloppait depuis des siècles, et ils nous ont tout-à-coup inondés de la plus pure et de la plus éclatante lumière.

CHAPITRE V

Maladies de la bouche.

—

I. — DE LA STOMATITE

La stomatite sert à désigner l'inflammation de la membrane muqueuse de la bouche.

La stomatite présente des caractères très-différents, suivant l'élément anatomique qui est atteint et suivant la nature des causes qui la développent. Aussi décrirons-nous successivement les variétés suivantes : la stomatite *simple érythémateuse*, celle avec altération de sécrétion (*muguet* et *diphthérite*), la stomatite *aphthuse ou folliculeuse*, et la stomatite *mercurielle*.

II. — DE LA STOMATITE SIMPLE ÉRYTHÉMATEUSE

La stomatite érythémateuse est caractérisée par une rougeur plus ou moins vive, uniforme, et le plus ordinairement partielle de la muqueuse buccale ; souvent, en effet, l'inflammation est bornée aux gencives ou à la voûte palatine, elle a reçu, dans le premier cas, le nom de *gengivite* et celui de *palatite* dans le second.

Cette maladie s'accompagne parfois d'une légère tuméfaction des parties, d'une douleur ou d'une cuisson plus ou moins vive qui augmente par le passage de l'air froid, par le contact des aliments les plus doux, et même par la simple pression de la langue. La cuisson est surtout vive lorsque, l'épithélium ayant été détruit, le corps réticulaire est à nu, ou lorsque la muqueuse est le siége de très légères érosions. La sécrétion buccale est, en outre, modifiée. Ainsi, au début, il existe de la sécheresse, et puis une humidité plus grande dans la bouche. Les malades rejettent une matière aqueuse, séreuse ou filante ; il survient quelquefois même un ptyalisme abondant. Cette maladie, toujours bénigne, ne s'accompagne presque jamais de fièvre, même chez les très jeunes enfants ;

la stomatite érythémateuse est quelquefois le premier degré des autres formes de cette affection.

La stomatite érythémateuse est ordinairement produite chez les jeunes enfants par le travail de la dentition, et, plus tard, par l'introduction dans la bouche d'un liquide irritant ou d'un corps trop chaud ou trop froid, ou bien encore par la nécrose, la carie dentaire, et par l'accumulation du tartre.

Il est une autre forme de stomatite plus incommode et dont les suites peuvent être plus fâcheuses : c'est l'inflammation des gencives, souvent provoquée chez les fumeurs par l'usage excessif du tabac, ou bien encore par l'accumulation du tartre à la base des dents. Elle est caractérisée par un boursouflement des gencives, qui sont d'un rouge plus ou moins vif à leur rebord alvéolaire, et parfois excoriées et comme érodées en ce point. Elles sont séparées des dents par une couche plus ou moins épaisse de tartre, et souvent aussi par un pus sanieux qu'on exprime en pressant sur la gencive. Cette gengivite très rebelle à souvent pour effet, si on ni prend garde, la chute des dents, qui tombent sans douleur, sans altération préalable de leur tissu.

Pour le traitement de la stomatite simple, qui est le plus souvent produite par l'introduction, dans la bouche, de boissons ou d'aliments trop chauds, de substances âcres ou caustiques, elle cède ordinairement aux collutoires émollients que les malades conserveront le plus longtemps possible dans la bouche; ils s'abstiendront en même temps d'aliments âcres, échauffants, épicés, ils choisiront des substances peu dures, incapables de blesser la muqueuse, et qui n'exigeront pas de grands efforts de mastication.

Dans la gengivite produite par l'action de la fumée de tabac, la bouche, qui fait office de ventouse et qui attire le sang, la fumée, qui a une action très irritante par elle-même, ces deux causes agissent donc constamment de concert pour entretenir une inflammation permanente, douloureuse, suppurative et destructive. On fera disparaître tous les désordres souvent très graves et inquiétants qui en résultent en supprimant de beaucoup ou tout à fait la cause (*le fumer*), et ensuite, en faisant un usage répété dans la journée de l'eau fraîche, de l'eau vineuse et de l'élixir vulnéraire, dont la formule est indiquée à la fin de cet ouvrage.

Il est très souvent nécessaire que le malade consulte un homme de l'art.

Dans la gengivite produite par l'accumulation du tartre, il faut faire enlever ce corps étranger et employer des collutoires toniques et astringents avec le kina, le tannin; on touche les gencives avec du chlorure de chaux sec, et l'on prévient une nouvelle accumulation de tartre par des soins de propreté.

III. — DE LA STOMATITE CRÉMEUSE OU MUGUET.

On a donné le nom de *muguet* ou *blachet* à une forme de stomatite caractérisée par l'exudation sur la muqueuse buccale de petites concrétions blanchâtres, qui tantôt sont disséminées et tantôt sont confluentes, assez fréquentes chez les nouveaux-nés, et le plus ordinairement contagieuses.

Le muguet attaque particulièrement les enfants faibles, ceux dont la peau et la membrane muqueuse de la bouche sont très rouges ; le plus souvent cette coloration de la membrane buccale, avec chaleur et sécheresse, caractérise le début de la maladie. Relativement à l'abondance de l'éruption, le muguet a été divisé en discret et en confluent ; ce dernier a été aussi nommé *malin*, en raison des symptômes généraux graves qui l'accompagnent.

Dans les deux cas, la langue devient rouge en partie ou en totalité, et ses papilles sont plus saillantes. La même rougeur se développe dans plusieurs autres points, et s'étend souvent dans toute l'arrière-bouche ; la muqueuse qui tapisse ces parties est sèche, luisante, et elle devient le siége d'une chaleur brûlante. M. Gubler dit aussi que le mucus buccal acquiert alors une réaction acide. La succion est douloureuse, et la déglutition est le plus ordinairement difficile lorsque l'inflammation érythémateuse s'est prolongée dans le pharynx.

Cependant, après deux ou trois jours, on voit apparaître sur les côtés du frein de la langue, sur les bords de cet organe et à la face interne des joues et des lèvres, ainsi que sur les gencives, une matière crémeuse très analogue par l'aspect au caseum ; elle est disposée par petits points semblables à des grains de semoule, tantôt discrets, tantôt confluents, pouvant alors recouvrir toute la muqueuse, sur laquelle elle forme une couche uniforme ou bien des plaques comme mamelonnées. Les enfants exercent alors pour la plupart un mâchonnement continuel ; ils tirent fréquemment leur langue hors de la bouche, comme pour expulser un corps étranger qui

les gêne. Il est certain que, dans quelques muguets étendus, les enfants éprouvent de la douleur, car si on leur
introduit le doigt dans la bouche au lieu de téter, souvent ils se rejettent en arrière et pleurent comme si une
douleur vive avait été provoquée.

Le muguet, s'il est simple et très discret, peut ne réveiller aucune sympathie morbide ; mais presque toujours le pouls s'accélère, la chaleur de la peau s'élève,
le ventre est douloureux à la pression, il survient de la
diarrhée, du météorisme, des selles liquides, jaunes
d'abord, plus tard verdâtres, et auxquelles se joignent
ensuite des vomissements de même nature.

Dans les évacuations alvines, on découvre souvent
une matière crémeuse, pultacée, signe certain que l'exudation qui existe dans la bouche s'est également formée
dans le tube digestif. Dans ce cas, les symptômes sont
plus graves : il y a une soif inextinguible, l'exudation
buccale est brune ou noirâtre, la diarrhée est plus abondante, et il survient un amaigrissement rapide et tel qu'en
peu de jours ces enfants ont les yeux caves et éteints, la
figure rabougrie et ridée comme celle d'un vieillard ;
leur voix est cassée, ils tombent dans le coma, leur
pouls devient insensible, la chaleur s'éteint, l'érythème
des premiers jours se propage au loin, la peau s'ulcère
dans divers points, enfin la mort arrive dans un état de
prostration extrême. Cette terminaison est presque cons-
tante lorsque le muguet s'étend dans l'intestin ou bien
lorsqu'il existe du côté de la poitrine ou des organes di-
gestifs, quelques-unes des grandes complications que je
viens d'énumérer.

Le traitement du muguet consiste surtout dans des applications locales ; ainsi, dans la première période, les malades feront usage de collutoires émollients. Les enfants ne pouvant se gargariser, on touche les parties malades avec un pinceau imbibé des mêmes liquides émollients, mucilagineux. Plus tard, lorsque la bouche est recouverte d'une exudation épaisse, consistante, on ajoute au liquide un quart de liqueur de Labarraque, ou bien un acide végétal, comme du vinaigre, du citron. Guersant conseille les solutions d'alun, plus ou moins étendues ; la plupart vantent celles de borax. Le muguet étant formé par des plaques ou couches d'aspect pseudo-membraneux qui le caractérisent anatomiquement, et étant formées en majeure partie par des spores et les filaments tubuleux d'un parasite végétal appelé (*oïdium albicans*), un anti-parasite trouve ici sa place, et, dans ce cas, l'élixir vulnéraire que je préconise dans la plupart des affections de la bouche, peut rendre les plus grands services. J'ai eu l'occasion d'en constater toute l'efficacité dans les nombreux cas de muguet que j'ai traités depuis cinq ans.

Les moyens généraux à employer seront déterminés d'après l'état du sujet et de la période de la maladie. Au début, lorsqu'il n'existe pas de fièvre, on se bornera aux lotions émollientes, à l'usage de l'eau d'orge ou de l'eau sucrée ; on fera moins téter l'enfant, qui d'ailleurs sera soumis à un régime exclusivement lacté. S'il y a de la fièvre, des symptômes inflammatoires vers l'abdomen, on prescrira quelques sangsues sur le ventre ou à l'anus, des bains tièdes, des cataplasmes, des lavements

calmants, additionnés d'une ou de deux gouttes de laudanum, et une diète plus ou moins complète. Enfin, les
accidents adynamiques indiquent l'emploi des toniques
(sirop d'écorce d'orange, quinquina, etc.), mais presque sans espoir de succès.

Dans le muguet qui arrive à la période ultime des maladies aiguës et chroniques, on se bornera à calmer la
chaleur dont la bouche est le siége par quelques gargarismes simplement émollients ou rendus légèrement astringents par de l'alun ou du borax.

IV. — DES APHTHES OU DE LA STOMATITE FOLLICULEUSE.

Les aphthes sont de petites ulcérations blanchâtres
qui se développent sur la muqueuse de la bouche et du
tube digestif.

Les aphthes s'annoncent par des éruptions qui com-
mencent par de petites vésicules transparentes, arron-
dies, blanches, ou d'un gris de perle, au-dessous et autour desquelles se développe, dès le lendemain et souvent le jour même de leur apparition, un bourrelet gris
ou blanc, dur à sa base, qui leur donne l'apparence de
petites pustules ; le second ou le troisième jour, les vésicules laissent écouler un liquide transparent, sont remplacées par de petites ulcérations qui durent plus ou
moins longtemps, et se cicatrisent sans laisser aucune
trace. Les aphthes sont discrets ou confluents ; c'est dans
ce dernier cas surtout que la maladie se propage au pharynx et aux voies digestives et qu'il existe une fièvre
plus ou moins vive.

Les aphthes, dans leur état de simplicité, sont une indisposition légère qui cède très promptement aux boissons adoucissantes et relâchantes (décoctions de guimauve, de laitue, coupées avec du lait).

Si les ulcérations sont très douloureuses, fait ordinaire, on les touche avec du mucilage de coing, soit pur, soit avec addition d'un peu de laudanum ; dès qu'elles ont cessé de l'être, il faut remplacer les émollients et les narcotiques par les astringents et les boissons acidulées. Dans ma pratique, comme traitement local, je me borne à faire gargariser les malades avec de l'eau vineuse très souvent dans la journée, et ce simple moyen m'a, jusqu'à présent, toujours bien réussi.

On fait disparaître presque instantanément la douleur vive des aphthes et la gêne qu'ils opposent à la mastication en les touchant avec une petite goutte d'acide chlorhydrique pur ou alcoolisé, ou d'alcool, mieux encore d'eau de Cologne, ou bien en déposant à leur surface une petite pincée d'alun calciné en poudre, ou bien encore, pour modifier promptement la surface de l'ulcération, il suffira de la toucher avec un crayon de nitrate d'argent. Ce dernier moyen a même été conseillé comme utile dès le début et comme pouvant arrêter le mal dans son développement; l'insensibilité succède à une cuisson vive, mais de courte durée. A ces divers moyens, on joindra un régime doux, l'usage de boissons acidulées, de bains tièdes, et parfois l'emploi d'un laxatif.

V. — DE LA STOMATITE MERCURIELLE.

On désigne sous les noms de *ptyalisme mercuriel*, de

salivation ou de *stomatite mercurielle*, l'inflammation de
la bouche qui se développe consécutivement à l'absorption du mercure, et qui résulte de l'action spéciale que
ce métal exerce sur la membrane muqueuse et sur les
glandes salivaires.

Les symptômes que les malades éprouvent au début
sont une sensation insolite de chaleur et de sécheresse
de la bouche ; ils ont une saveur métallique désagréable.
Bientôt les gencives se tuméfient, deviennent douloureuses, saignantes et se ramollissent ; elles sont d'un
rouge blafard dans la plus grande partie de leur étendue,
excepté vers le collet des dents, où elles offrent un liséré
rouge et violacé, et plus tard blanchâtre ; bientôt elles
s'ulcèrent et se détachent des dents.

Celles-ci, couvertes d'un enduit sale, limoneux, sont
comme écartées, puis vacillantes, agacées ; les malades
éprouvent, toutes les fois qu'ils rapprochent leurs mâchoires comme pour mâcher, une sensation qui leur fe-
rait croire que leurs dents sont allongées. La bouche du
malade exhale dès le début une fétidité toute spéciale qui
diffère de celle qu'on trouve dans toutes les autres stomatites ; elle a ici un caractère particulier et vraiment
pathognomonique.

La muqueuse buccale est généralement tuméfiée et
comme infiltrée ; elle offre çà et là un enduit blanchâtre
d'abord pointillé, plus tard se sont des plaques ; cette
disposition est surtout remarquable sur la langue. A
cette époque, l'état de sécheresse de la bouche est rem-
placé par une sécrétion abondante de fluide salivaire. A
un degré plus avancé, la langue acquiert un volume plus

considérable, parfois même, ne pouvant plus être contenue dans la bouche, elle sort de cette cavité et fait saillie au delà des arcades dentaires, qui pressent douloureusement sur elle. La pression contre les dents étant alors plus forte, on voit les ulcérations s'agrandir, prendre une couleur grisâtre ; souvent aussi des eschares se forment. Quelques malades se plaignent aussi de la gorge et souffrent des oreilles, par suite de l'extension de la phlegmasie ; ces malheureux sont alors dans un état de malaise inexprimable. Si la stomatite, au lieu de s'amender, continue ses progrès, les gencives tombent en putrilage. L'état général est en rapport avec ces graves désordres, qui heureusement sont rares aujourd'hui, mais qui, communs autrefois, on provoqué la mort de beaucoup de malades. Lorsque la stomatite marche vers la guérison, la tuméfaction et le ptyalisme diminuent, les ulcérations se détergent, et les dents reprennent leur solidité.

Toutes les préparations mercurielles peuvent produire la salivation, mais nulle ne la détermine aussi sûrement et aussi promptement que le calomel, lorsqu'on le donne pendant quelque temps et même à très petites doses.

Le traitement consistera à suspendre l'emploi des mercuriaux dès les premiers indices de salivation, établir une révulsion sur le tube digestif à l'aide de quelques purgatifs, comme le jalap ou la scammonée à la dose de (0 gr. 60 cent. de chaque), à prendre dans de l'eau sucrée, du café, ou dans du miel, qu'on administre de temps en temps pour établir une fluxion permanente vers les voies inférieures.

Tout à fait au début, le malade fera usage des collutoires émollients et mucilagineux.

En outre, il conservera dans sa bouche de l'eau fraîche, presque d'une manière permanente dans la journée et même de temps en temps pendant la nuit, concurremment avec de l'eau vineuse et de l'élixir vulnéraire ; ces moyens sont les plus simples et les plus efficaces que l'on puisse employer pour obtenir une prompte guérison.

L'acide chlorhydrique est d'une véritable efficacité, car, employé au début de la stomatite, il la fait souvent avorter. Pour obtenir ce résultat, on touche les gencives et la portion de la muqueuse qui commence à se boursoufler avec un pinceau de charpie trempé dans de l'acide chlorhydrique pur, en ayant soin d'essuyer les dents lorsque l'acide les a touchées.

Si les cautérisations échouent ou bien qu'on ne puisse les employer à cause de la violence des symptômes inflammatoires, on devra insister sur les entiphlogistiques ; ainsi, la fréquence et la force du pouls pourront nécessiter une ou deux saignées générales ; le plus souvent il suffira de faire une ou plusieurs applications de sangsues sous la mâchoire inférieure.

On prescrira des bains tièdes et les gargarismes précédemment indiqués ; enfin, on donnera de l'opium pour calmer les souffrances du malade.

Il est inutile de dire que, lorsque la maladie est très aiguë, il faut soumettre les malades à une diète rigoureuse ; plus tard, quand l'inflammation se modère, on donne du lait, des bouillons, des potages, des bouillies, des gelées, ou tout aliment qui ne nécessite pas des efforts de mastication.

VI. ULCÈRES DE LA BOUCHE.

Il est des ulcères de la bouche qui surviennent après une solution de continuité de la membrane muqueuse, produite par un corps étranger ou par la pression d'une dent inégale, déviée, ou rompue. C'est ce que j'ai observé dans maintes circonstances et notamment il y a trois ans dans la bouche d'une jeune et bien belle fille, qui vint se confier à moi, se croyant atteinte d'une maladie que les anciens appelaient maladie de paillardise, de libertinage, impure, ou contagieuse, (et que Christophe Colomb, le célèbre navigateur, nous aurait apporté, dit-on, d'Amérique, comme un magnifique souvenir de sa belle découverte). J'avais beau affirmer à cette jeune fille qu'une dent seule avait provoqué son ulcère, elle ne voulait pas se rendre, et pour m'édifier définitivement sur la nature de son mal, elle m'avoua qu'elle venait de faire trois mois d'hôpital pour cette même affection qui avait été reconnue syphilitique. Je secouai la tête et lui conseillai de se laisser limer la dent raboteuse (*cause du mal*) que j'avais signalée. en lui assurant que dans sept à huit jours elle serait guérie radicalement. Elle m'écouta, et la guérison eut lieu, à sa grande surprise, comme je le lui avais promis.

Elle reconnut alors, avec une profonde indignation, qu'on l'avait abusée.

Les moyens que je mis en usage pour activer la guérison de cet ulcère buccal ne furent autres que les lotions et les gargarismes que j'ai déjà indiqués, c'est-à-dire (eau vineuse, elixir vulnéraire).

Ces ulcères, qui siégent surtout aux joues ou tout à fait en arrière au voisinage des dernières molaires, sont souvent très douloureux et peuvent acquérir une étendue égale à une pièce de 2 francs ; leurs bords ont une dureté squirrheuse, leur surface est inégale, grisâtre, saignante, et exhale une odeur fétide très désagréable.

Il est de ces ulcères qui ont un aspect vraiment repoussant, et qui, à la vue et au toucher, pourraient donner l'idée d'une production cancéreuse, si la cause qui les a produits et la marche qu'ils ont suivis n'en indiquaient aisément la nature.

Le traitement sera le même que pour les stomatites et les aphthes ; il faut souvent se hâter de modifier la surface à l'aide du nitrate d'argent, mais si c'est une dent cariée ou la pointe d'une racine qui soit la cause de l'ulcère, il faudra la limer ou l'extraire.

VII. — SCORBUT.

Le scorbut est une affection générale, non fébrile, déterminée par une modification profonde de toute l'économie, qui, à l'extérieur, a pour caractères un affaiblissement notable de l'énergie musculaire et des hémorrhagies multiples débutant presque toujours par les membres inférieurs et s'accompagnant fréquemment d'une altération plus ou moins prononcée des gencives.

On a observé que les individus qui vont être atteints

de scorbut pâlissent et éprouvent une grande aversion pour le mouvement , bientôt ils se fatiguent et s'essoufflent au moindre exercice. C'est après plusieurs jours ou plusieurs semaines que les malades accusent du prurit aux gencives qui se tuméfient, deviennent fongueuses, bleuâtres, et donnent à l'haleine une fétidité repoussante. La peau elle-même ne tarde pas à se recouvrir, sur différentes parties du corps, de taches noires ou jaunes qui ne sont autres que des ecchymoses. Sur le trajet des muscles se dessinent des tumeurs dures et fluctuantes, dues à un épanchement sanguin qui peut envahir le muscle tout entier. Cette altération s'accompagne souvent de douleurs très vives ; celles-ci paraissent quelquefois siéger dans les os eux-mêmes, et coïncident souvent avec l'infiltration sanguine de leurs tissus ; enfin elles résident d'autres fois dans les articulations qui se tuméfient.

En même temps des hémorraghies plus ou moins graves peuvent avoir lieu par la plupart des membranes muqueuses ou par des ulcérations récentes ou anciennes de la peau de l'origine des muqueuses, ou par la déchirure spontanée d'anciennes cicatrices des téguments.

La plupart des scorbutiques ont des lipothimies et même des syncopes pour peu qu'ils essaient de se mouvoir. Beaucoup ont de la diarrhée, les selles sont fétides, souvent elles sont sanguinolentes, ce qui contribue à augmenter la faiblesse ; l'urine est rare et devient promptement ammoniacale. Au milieu de tous ces troubles si graves, les facultés intellectuelles sont ordinairement intactes.

A une période plus avancée du scorbut, les hémorragies se multiplient, les membres s'infiltrent, la faiblesse est extrême, les gencives se détruisent, les dents se déchaussent, deviennent vacillantes et tombent ; quelquefois aussi les os maxillaires se carient, c'est alors que beaucoup de malades sont tourmentés par un ptyalisme abondant qui contribue à les épuiser.

Le scorbut est une des maladies dont on a le plus multiplié les espèces ; mais il est prouvé que ces distinctions sont inutiles. Lind à même démontré que la division du scorbut en scorbut de terre et en scorbut de mer n'avait aucun avantage, puisque les causes, les symptômes et le traitement étaient les mêmes dans les deux cas.

Le froid humide est une cause des plus puissantes du scorbut. Cette même cause agit aussi pour la production du scorbut qni se développe si fréquemment dans les prisons, dans les bagnes, sur les navire faisant de longues traversées.

L'humidité agit d'autant plus efficacement qu'elle est unie a plusieurs autres conditions défavorables, comme la privation de vêtements, et surtout une alimentation grossière et insuffisante. Les viandes salées et fumées, qn'on a regardées avec raison comme une cause de scorbut de mer, n'agissent pas par le sel qu'elles contiennent comme on l'a cru longtemps, mais parce qu'elles fournissent à la nutrition des éléments insuffisants et que l'estomac a trop de peine à isoler.

Enfin, un travail forcé, des veilles prolongées, les peines morales, la nostalgie, et généralement toutes les causes débilitantes favorisent le développement de la maladie.

Le traitement du scorbut consistera à s'entourer de conditions hygiéniques favorables. Ainsi, un air sec, des vêtements chauds, et une bonne alimentation à la fois végétale et animale, sont les meilleurs préservatifs.

Sur mer, on peut aussi se garantir du scorbut : cette maladie, en effet, quoique affectant quelque fois encore les équipages, est loin d'offrir la gravité qu'elle avait autrefois.

Pour la prévenir, il faut veiller à la propreté du navire, il faut n'y entretenir aucune cause d'humidité. On sera pourvu de provisions fraîches ; les matelots auront de bons vêtements qu'ils changeront dès qu'ils seront humides , ou leur donnera quelques fruits acides , on leur distribuera quelques rations de liqueurs spiritueuses , enfin on tachera de les égayer par la musique, par les danses, les spectacles, les récits, etc.

Lorsque le scorbut se déclare, il faut aussitôt qu'on le peut soustraire les individus aux causes qui ont developpé la maladie. Si les malades peuvent manger, ou leur donnera une alimentation substantielle et douce ; la chair de poisson, et surtout celle de tortue, sont très-utiles. Les bouillons gras contenant beaucoup de plantes , le cresson, la laitue, l'oseille, le cerfeuil, les fruits acides, les limonades végétales, le lait, l'infusion de bourgeons de sapin, le bon vin, tels sont les moyens qu'il convient d'employer au début.

Tout le monde vante beaucoup les citrons et les oranges comme des moyens excellents pour guérir le scorbut et même pour s'en préserver.

Les gargarismes et les lavages fréquents, tantôt avec de l'eau fraîche, de l'eau vineuse, et de l'élixir vulnéraire, seront des précieux préservatifs, et si la maladie a fait déjà des progrès, je les recommande, en tant que traitement local, comme le meilleur curatif. On a aussi préconisé l'usage de toutes les plantes âcres ou amères : ainsi, l'ail, l'oseille, l'oignon, la moutarde, le raifort, le cochlearia, le quinquina, ont été donnés en nature, en infusions, en conserve, en sirop.

Il faut que le traitement soit continué pendant longtemps si l'on ne veut pas avoir des rechutes.

Dans le scorbut, il faut s'abstenir des purgatifs énergiques, des saignées et des vésicatoires, car les premiers augmentent la faiblesse, et les seconds peuvent être suivis de gangrène.

CHAPITRE VI.

Maladies de la langue.

I. — ABSENCE DE LA LANGUE.

Ce vice de conformation peut être *congénital* ou *accidentel*. Cependant, tous les auteurs s'accordent à dire que ce dernier cas est de beaucoup le plus fréquent. C'est, en effet, à la suite de plaies avec pertes de substance, d'opérations chirurgicales ou de maladies gangréneuses, que l'absence de la langue a été le plus souvent constatée.

Il faut bien savoir, du reste, que quand on parle de

l'absence de la langue, il n'est jamais question que de la portion libre de cet organe, de celle qui n'adhère point avec le plancher de la bouche, car la base existe toujours.

On a considéré l'absence congénitale de la langue comme le produit d'un arrêt dans l'évolution de cet organe.

On comprend toute la gêne que ce vice de conformation doit nécessairement apporter dans la prononciation et dans la déglutition.

Cependant, il ne faut pas prendre à la lettre ce que quelques auteurs disent à cet égard. Louis a prouvé, dans un Mémoire inséré dans le 5ᵐᵉ volume des *Mémoires de l'Académie de chirurgie*, qu'on peut parler, avaler, déguster même sans la langue.

L'expérience a montré, du reste, qu'à la longue ces fonctions finissent par s'accomplir d'une manière passable. Au surplus, comme l'a fort bien observé M. Vidal de Cassis, puisqu'il y a des degrés dans le vice de conformation, il doit y en avoir aussi dans la privation des fonctions, c'est-à-dire que le succès sera d'autant plus probable et plus complet qu'il restera une portion plus saillante de la langue.

II. — DÉVELOPPEMENT TROP CONSIDÉRABLE, APPELÉ CHUTE DE LA LANGUE.

La chute de la langue se présente avec des caractères qui en rendent le diagnostic très facile. Lorsque l'affection est congénitale, le prolongement de la langue n'est pas d'abord considérable. Cet organe ne fait que se montrer entre les lèvres des nouveau-nés; mais, peu à peu, si on ne fait rien pour s'opposer à son accroissement, il se prolonge de plus en plus et finit enfin par descendre sur le menton, et entraîner avec lui l'os hyoïde et le larynx, ce qui apporte toujours une difficulté plus ou moins grande dans la déglutition.

Il suffit de réfléchir un instant sur les divers symptômes plus ou moins graves qui accompagnent cette affection, pour se convaincre bientôt que, pour peu qu'elle soit prononcée, on ne doit pas l'abandonner à elle-même.

Si la maladie est congénitale, peu prononcée, et que l'on soit appelé peu de temps après la naissance, il suffit, dans la plupart des cas, de déposer un peu de poivre ou de sulfate d'alumine en poudre sur la langue toutes les fois qu'elle apparaît entre les lèvres. On doit choisir aussi pour ces enfants une nourrice dont le mamelon soit long et gros; si cette ressource était insuffisante, on devrait, d'après le conseil de Lassus, recourir à l'usage du biberon.

Durant les intervalles de l'allaitement, il faudrait tenir les mâchoires rapprochées à l'aide d'un bandage approprié.

« Si ces moyens n'ont pas été employés à temps, ou s'ils ont échoué, si la langue tend continuellement à grossir et à sortir de la bouche, au point d'être irréductible, on pourra faire des lotions astringentes et même des scarifications. Un moyen des plus rationnels, c'est la compression, soit avec une bande qui fixerait des compresses graduées, soit avec un sac de toile ou un moyen mécanique quelconque; si c'était un sujet qui eût le vif désir de guérir, il pourrait faire une compression opiniâtre avec les doigts; ce serait, certes, la moins douloureuse et la plus efficace. On a quelquefois été obligé, dans des cas désespérés, d'enlever une partie de la langue. Mirault d'Angers, père, a fait cette ablation avec trois points, de manière que cet organe a été divisé en trois portions qui ont été éliminées.

« Il faut faire une véritable resection qui soit proportionnée au volume de l'organe; on en emportera plus ou moins. Le procédé le plus convenable, est l'incision en V, dont le sommet est en arrière ; on enlève le lambeau ainsi cerné, et on réunit par la suture. » (Vidal, *loco cit.*, p. 208.)

III. — ADHÉRENCES DE LA LANGUE.

La langue peut adhérer ou au plancher buccal, ou aux joues, ou, ce qui n'est qu'une exception très rare, à la voûte palatine.

Ces adhérences sont le plus souvent congénitales; celles qui sont accidentelles résultent de plaies, de brûlures, de gangrènes. Dans ces derniers cas, il existe souvent des déviations, des pertes de substance de la langue, qui rendent presque toujours infructueuses les opérations destinées à rendre la liberté à cet organe. Heureusement, de pareilles adhérences sont rares, car les mouvements presque continuels de la langue font que, quand ses faces ou ses bords sont avivés, ils se cicatrisent isolément.

Je ne chercherai point à décrire ici les caractères que présente chacune des variétés d'adhérences de la langue ; je me contenterai de dire seulement que les adhérences de la langue, soit congénitales ou acquises, qu'elles soient le résultat d'une inflammation simple, ou le produit de lésions plus profondes, anciennes ou récentes, l'instrument tranchant n'en est pas moins le seul moyen à leur opposer. Il ne faudrait pas cependant s'en laisser imposer par une disposition qu'on a quelquefois rencontré chez les nouveau-nés. « Leur langue alors est simplement *collée*, soit contre la voûte palatine, comme l'a vu Louis ; soit à la paroi inférieure de la bouche, ce qui a fait croire à plus d'une commère que l'enfant n'avait pas de langue. Le doigt, le manche d'un scalpel ou d'une spatule, suffisent pour détruire cette simple agglomération, qui n'est peut-être au fond que le principe d'une ankiloglosse véritable. La conduite à suivre serait encore la même chez l'adulte, si on était appelé avant que les adhérences, résultat d'une inflammation en nappe, eussent acquis une certaine solidité. » (Velpeau, *Méd. opér.*, 2mo édit., t. III, p. 547.)

Lorsque les adhérences de la langue ont lieu au moyen d'espèces de brides peu étendues, situées, soit sur les côtes du frein, soit entre les joues et les bords de la langue, il suffit de les diviser avec des ciseaux, en ayant soin de ménager le plus possible les vaisseaux ; il serait plus avantageux, comme le conseille M. Velpeau, d'en pratiquer l'excision.

Lorsque, au contraire, les adhérences sont *intimes*, la dissection doit être faite avec beaucoup de soin et de ménagement. Les seules précautions qu'il y ait à prendre après l'opération, consistent à prescrire des gargarismes à l'eau-vineuse, à ordonner au malade des mouvements fréquents et étendus de la langue, et le soin de glisser souvent le bout du doigt entre les surfaces divisées pour en prévenir le recollement.

IV. — FILET.

Jadis, dès qu'un nouveau-né éprouvait de la difficulté pour saisir le sein de la nourrice, on croyait trouver l'explication de ce fait dans un vice de conformation du filet; de là, la section de ce repli membraneux : les sages-femmes se croyaient dans l'obligation de le couper chez tous les enfants. Il est à peine nécessaire d'ajouter que la pratique a été depuis longtemps réformée sur ce point.

J.-L. Petit est un de ceux qui ont le plus vigoureusement combattu cet abus, et chacun sait que de nos jours la difficulté de l'allaitement peut dépendre de causes étrangères à un vice de conformation du frein de la langue; l'état du mamelon de la nourrice doit être pris ici en considération. Du reste, «il n'est pas difficile de constater l'existence du filet : on introduit pour cela le doigt dans la bouche; si c'est un enfant, il cherchera à téter, et s'il le prend bien, le filet n'existe pas, ou du moins il n'y a aucune opération à pratiquer pour le moment; si le doigt n'est pas pris, si l'enfant ne peut porter la langue jusqu'aux lèvres, ni l'élever jusqu'au palais, si, enfin, elle est comme immobile dans la parabole formée

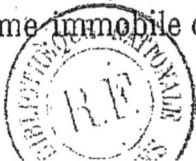

7

par la mâchoire, le filet existe; on peut, d'ailleurs, le toucher, et même le voir, en pressant les narines de l'enfant, de manière à l'empêcher de respirer par le nez.» (Vidal, *loco cit.*, p. 210).

M. Velpeau en a décrit le manuel opératoire. «On s'en tient à la méthode de *Le Dran*, c'est-à-dire que l'enfant étant assis, la tête renversée sur sa nourrice, ou quelque autre personne qui ne se laisse pas intimider par ses cris, le chirurgien lui soulève la langue avec un ou deux doigts de la main gauche, pendant qu'avec l'autre main, armée de ciseaux mousses, il en divise rapidement le frein. Toutefois, comme le volume des doigts gêne souvent le reste de l'opération, on a généralement adopté, depuis J.-L. Petit, une sonde cannelée, dont la plaque fendue, mise à leur place, protège en même temps les vaisseaux. Lorsque le filet est bien engagé dans la bifurcation de cette plaque, l'opérateur en relève un peu la tige vers le front de l'enfant, afin de repousser la langue en arrière et en haut. Introduisant ensuite les ciseaux par-dessus, il coupe, d'un seul trait, la petite membrane ainsi tendue, en ayant soin de diriger la pointe de l'instrument un peu en bas, pour être sûr de ne faire courir aucun risque aux artères canines. La plaie n'exige aucune précaution, et il est extrêmement rare que le petit malade en souffre au-delà de quelques heures. Les mouvements de l'organe en préviennent l'agglutination.

V. — PLAIES DE LA LANGUE.

On peut observer sur la langue toutes les variétés de plaies. «Les plaies de la langue, dit Boyer, sont produites par des instruments piquants, par des instruments tranchants, quelquefois par les corps lancés par la poudre à canon, presque toujours par le rapprochement subit et violent des mâchoires pendant que la langue est avancée entre les dents, soit qu'une cause extérieure détermine ce rapprochement subit, comme un coup, une chute, soit que les muscles élévateurs de la mâchoire inférieure se contractent avec force dans une mastication précipitée, on dans des convulsions épileptiques. Cette dernière cause est la plus fréquente, et la moitié peut-être des individus chez lesquels on remarque de grandes [cicatrices sur cet organe, sont des épileptiques dont la langue a été blessée entre les dents au moment des accès. » — (*OEuv. chir.*, t. VI, p. 312.)

Quelle que soit leur cause, si les plaies de la langue ne comprennent pas toute l'épaisseur de cet organe, elles guérissent facilement d'elles-mêmes ; la nature fait ici tous les frais du traitement ; le repos de l'organe, le silence, des lotions d'eau vineuse et la diète suffisent.

Mais lorsque la langue a été divisée dans toute son épaisseur, losque surtout il y a formation d'un lambeau, il faut alors employer des moyens directs. Autrefois, dans des cas de ce genre, on renfermait l'organe blessé dans une espèce de sac de toile fine, échancré vers le frein et maintenu en place par des fils métalliques ; mais maintenant on a mis de côté, avec raison, ce mode de contention. C'est à la suture qu'on a recours. Les lèvres de la plaie ayant une épaisseur considérable, surtout lorsque la solution de continuité a son siége près de la base de la langue, au lieu de traverser cette épaisseur,

avec le fil, il vaut mieux pratiquer un point de suture
au-dessus, un autre au-dessous de l'organe blessé. Si la
langue est fortement contuse, on doit rendre la division
aussi régulière que possible, en excisant les parties qui
sont trop mâchées ; mais on doit tenir compte, en pareil
cas, du résultat de la cicatrice.

« L'hémorrhagie est peu à craindre chez l'adulte, quand
de petits vaisseaux ont été divisés ; elle est arrêtée par la
cessation des mouvements de la langue, ou par l'application de quelques légers styptiques. Chez l'enfant, on
est quelquefois obligé de cautériser, même pour des
plaies légères, parce que les mouvements inconsidérés
de succion auxquels se livre sans cesse le blessé, em-
pêchent la cessation de l'hémorrhagie. C'est aussi la
cautérisation qui sera employée chez l'adulte, quand le
sang coulera en abondance, quand une des artères canines
aura été divisée. Cependant, on devra essayer la compression avant d'en venir à ce moyen ; on la pratiquera
avec le pouce et l'index, appliqués chacun sur une des
faces de la langue. Le malade pourra lui-même pratiquer
cette compression et la prolonger longtemps. » —(Vidal,
Op. cit., p. 214.)

Si des corps étrangers restaient engagés dans l'épaisseur de la langue, il faudrait en faire l'extraction.

VI. — INFLAMMATION DE LA LANGUE. — GLOSSITE.

L'inflammation peut être bornée à la muqueuse qui
recouvre la langue et au tissu qui l'unit aux muscles,
ou envahir tout le parenchyme de l'organe ; de là, la

distinction de la glossite en superficielle et en générale.
La première est très fréquente, la seconde est assez rare.

Les causes de la glossite sont assez nombreuses. De ce
nombre sont: l'abus du mercure, la variole, les fièvres
graves en général; puis viennent les causes directes,
plaies, corps étrangers, brûlures, aliments âcres, poi-
sons, virus, pustule maligne, etc. On connaît le fait rap-
porté par de La Malle, et observé par Dupont, de ce
paysan qui, après avoir mâché un crapaud vivant, eut,
deux heures après, la langue, le palais, les lèvres et tout
l'intérieur de la bouche considérablement gonflés.

Les symptômes qui caractérisent l'inflammation de la
langue sont différents, suivant que la phlegmasie est
bornée à la muqueuse ou au parenchyme de l'organe. Il
est important d'être bien fixé sur ce point.

« Lorsque la glossite est superficielle, la langue est à
peine tuméfiée, sa surface est sèche, dure, rouge, raboteuse ou très lisse, quelquefois fendillée. Dans d'autres
cas, elle est recouverte, dans quelques points de son étendue, d'aphtes ou bien de plaques blanchâtres qui y adhè-
rent intimement et qui paraissent de fausses membranes.
Lorsqu'elles viennent à se détacher, les papilles paraissent être à nu, la langue semble dépouillée; elle est
très douloureusement affectée par le contact des substances les plus douces. Quand cette espèce de glossite est
accompagnée d'une légère tuméfaction, la langue présente sur ses bords des enfoncements et des saillies qui
correspondent aux dents et aux intervalles inter-dentai-
res. On doit signaler aussi comme un symptôme constant
de cette inflammation, la diminution ou la perversion

du goût. La plupart des malades éprouvent sur la langue une sensation analogue à celle qui pourrait résulter de l'impression d'une substance chaude, âcre, poivrée. (Marjolin, *Dict. de médec.*, 2ᵉ édit., t. xvii, p. 486).

Quant aux smptômes de la glossite profonde et aiguë, la langue, se développant dans tous les sens, ne peut plus être contenue dans la bouche; elle se porte surtout en avant et en arrière : en se portant en avant, elle écarte les mâchoires, franchit l'ouverture de la bouche et fait extérieurement une saillie considérable; on voit sa surface sèche, rouge, quelquefois brune ou noirâtre. Par son développement en arrière, elle tend à remplir le pharynx, elle repousse l'épigloste sur l'ouverture impérieuse du larynx, et empêche aussi la respiration. Outre les phénomènes déjà indiqués, produits par toutes les glossites, surviennent ici des symptômes d'asphyxie et de congestion cérébrale. Ainsi, la face se tuméfie, prend quelquefois une teinte violette; il y a des éblouissements, des étourdissements, et, si le malade n'est pas secouru, il meurt suffoqué ou applectique. » (Vidal, *loco cit.*, pag. 216).

D'après la simple énumération des caractères que je viens de présenter dans les deux espèces de glossite, on voit facilement la distance énorme qui les sépare, tant sous le rapport de la marche et du pronostic de la maladie, que sous celui du traitement.

Ordinairement, la glossite superficielle n'est pas dangereuse par elle-même; elle ne devient grave le plus souvent que parce qu'elle existe avec des inflammations aiguës ou chroniques du pharynx, de l'œsophage ou du canal digestif. Encore je dois ajouter que, même dans ce cas, ce n'est pas la phlegmasie de la langue qui est à craindre, mais bien une des affections concomitantes que je viens d'énumérer.

Cependant, si l'inflammation de la langue se terminait par la gangrène, comme on en a observé des exemples, surtout dans la variole confluente, la maladie acquièrerait alors par elle-même une gravité qu'il est facile de comprendre. Mais dans la grande majorité des cas, lorsqu'elle est idiopathique, la glossite superficielle guérit très bien par l'usage des boissons adoucissantes, des bains, des gargarismes émollients, des collutoires préparés avec les sucs de laitue, de joubarbe; quelquefois, il est avantageux d'appliquer des sangsues au-dessous de la base de la mâchoire.

La glossite profonde est sans contredit infiniment plus grave; la rapidité de sa marche et les symptômes matériels qui la caractérisent indiquent assez que le traitement qu'elle réclame doit être prompt et énergique. Au début, on peut faire usage de gargarismes ou d'injections adoucissantes, avec addition de quelques gouttes de vin, de vinaigre, ou d'un acide végétal; les luxatifs, les purgatifs, des applications émolientes sur la partie supérieure du cou, les saignées générales et locales, les pédiluves, les bains sont aussi indiqués. Mais dès qu'on voit que malgré tous ces moyens, la maladie continue à faire des progrès, que la respiration s'embarrasse, il n'y a pas à balancer, car tout retard pourrait être fatal pour le malade; il faut pratiquer deux scarifications profondes dans le tissu de la langue, depuis la base jusqu'à sa pointe. On ne doit pas craindre de donner à ces inconvénients trop d'étendue et de profondeur, car elles se réduisent de beaucoup à mesure que la langue revient sur elle-même ; si elles étaient trop superficielles, le but qu'on se propose serait manqué. Louis, cite un cas de ce genre.

Dans le cas où la glossite se terminerait par suppuration, il faut évacuer le pus, soit avec le pharyngotôme, soit à l'aide d'une incision pratiquée avec le bistouri.

Si la langue tombait en gangrène, on aurait recours aux gargarismes avec de l'eau vineuse ou une décoction d'aigremoine, de feuilles de noyer ou de quinquina, en ayant soin d'exciser les portions gangrénées.

VII. — ULCÈRES DE LA LANGUE.

On observe assez souvent sur la langue de véritables ulcères, qu'il importe de ne point confondre avec de simples solutions de continuité, des déchirures de la langue, causées par des dents déviées, tranchantes, ou cariées. Les véritables ulcères de la langue dépendent le plus souvent d'un vice particulièrement syphilitique.

Par conséquent, ces lésions réclament l'emploi d'un traitement général, spécifique, et se trouveraient comprises, en raison de la cause qui les détermine en dehors du cadre des maladies que je traite ici ; mais quoi qu'il en soit, le lecteur ne sera pas fâché que je lui indique tout de même les moyens que j'approuve, pour guérir en peu de jours, ce genre de lésion.

Pour le traitement interne, on fera usage des tisanes composées de plantes dépuratives comme la douce-amère, salsepareille, la scabieuse, etc., les préparations hydrargyriques, l'iodure de potassium.

Le traitement local consistera en lotion sur la langue à l'aide d'un pinceau trempé dans une solution de liqueur de Van-Swieten, et répétées deux ou trois fois par jour ; ou bien encore trempé dans un mélange d'eau et l'acide phénique ou carbonique ; eau pure 30 grammes ; acide phénique 20 ou 30 grammes ; cette dernière mixture appliquée une fois par jour seulement.

Je recommande encore les gargarismes à l'aide de l'élixir vulnéraire. Deux ou trois fois par jour comme étant un des plus précieux auxiliaires pour obtenir une prompte cicatrisation.

Par ces moyens, la cause et la maladie disparaîtront en vertu du vieux proverbe :

Sublatâ causâ tollitur effectus.

VIII. — CANCER DE LA LANGUE.

« La langue est assez fréquemment le siége d'affections cancereuses, dont la forme est très variable. Elles occupent en général, au début, la pointe ou les bords de l'organe, et comme M. Lisfranc l'a vu, sont souvent bornées à la superficie de l'organe, dont les parties profondes sont respectées ; d'autres fois, au contraire, suivant la remarque de Dupuytren, ce sont de vraies tumeurs enkystées contenues dans l'épaisseur même de l'organe. Elles peuvent être aussi pédiculées, elles résul-

tent probablement alors de la dégénérescence de quelques
papilles plus saillantes. Quel que soit, du reste, leur
aspect, ces tumeurs n'augmentent de volume que gra-
duellement; mais au bout d'un certain temps, elles marchent avec plus de rapidité, et, comme les tumeurs de
même nature qui attaquent d'autres organes, finissent par
s'ulcérer. Après avoir été pendant longtemps indolentes,
elles deviennent le siége d'élancements d'abord rares,
bientôt presque continuels; l'ulcère, dont la surface est
dure, livide, fournit une sanie d'odeur si repoussante,
que le malade lui-même ne peut la supporter; enfin des
hémorrhagies répétées, la fièvre hectique entraînent
rapidement le malade vers le tombeau, si l'on n'a promptement recours à l'ablation du mal. » (Olivier, *Dict. de
médec.*, 2e édit., t. xvii, p. 494).

Il est inutile de dire que le pronostic d'une pareille
affection est toujours grave; cette gravité varie, du reste,
suivant l'état général du malade. Dans tous les cas, l'instrument tranchant peut, à peu près seul, en faire justice;
toutefois, si la dégénérescence encéphaloïde s'étend aux
parties voisines, et surtout que les parties profondes de
la bouche soient envahies, le chirurgien se voit dans la
douloureuse nécessité de laisser périr le malade sans pouvoir lui donner aucun secours efficace.

On comprend, du reste, que le procédé opératoire pour
enlever la partie malade doit varier suivant que le cancer a envahi une partie ou la totalité de l'organe.

« Quand le cancer forme une tumeur enkystée, ou
quand il n'occupe qu'une couche plus ou moins épaisse
de la langue, on peut le considérer comme moins grave,

car alors on peut plus facilement l'enlever en entier. Dans le premier cas, c'est-à-dire quand la tumeur est enkystée elle sera enlevée avec son enveloppe; dans le second, on écorcera pour ainsi dire la langue, l'opération est plus facile et plus sûre quand la tumeur est pédiculée. » (Vial).

Si le cancer occupe la pointe de la langue, Louis conseille de couper transversalement en arrière des limites du mal.

Je préfère de beaucoup, en pareil cas, faire usage du procédé de Boyer, qui consiste à circonscrire la tumeur à droite et à gauche par deux incisions dirigées de devant en arrière, et réunies derrière elle, à angle aigu, à l'aide de la suture. On comprend, du reste, que le procédé devra varier suivant chaque cas particulier.

Mais lorsque la dégénérescence occupe la totalité de la langue, ou seulement la moitié de cet organe jusqu'à sa base, on devine facilement toute la gravité qu'entraînerait avec elle l'excision du mal; aussi a-t-on pensé, pendant longtemps, qu'il n'y avait que des moyens palliatifs à opposer à une pareille affection. De nos jours, on a été moins timide; la ligature, qui avait été rejetée, a été proposée de nouveau et mise en pratique par MM. Mirault, Mayor, J. Cloquet, Lisfranc, et quelques autres chirurgiens.

Le cancer ulcéré peut être confondu avec des ulcérations aiguës survenues à la suite d'un abcès spontanément ouvert ou de la chute d'une plaque gangréneuse, ou d'une inflammation mercurielle, ou enfin d'une affection scorbutique; mais un examen un peu attentif les fera aisément reconnaître. Les ulcères *calleux* simples occupent toujours l'un des côtés de la langue et correspondent toujours à des dents cariées ou à des chicots; ils n'ont d'ailleurs pas de douleurs lancinantes, et leur cicatrisation s'opère rapidement après l'évulsion de la dent.

Pendant que j'étais interne auprès de M. Marchant, à l'asile des aliénés de Toulouse, j'ai observé chez un malade, en compagnie d'un de mes collègues, M. Mombet, un de ces remarquables ulcères. Il avait absolument l'aspect cancéreux; mais M. Marchand, après un examen attentif, nous fit reconnaître que le mal provenait tout simplement d'une dent cariée, qu'il me chargea d'extraire. Peu de jours après, le malade était guéri.

Les ulcères *scrofuleux* coexistent avec des engorgements et des ulcérations de même nature en d'autres parties du corps; la langue, du reste, n'est le siége d'aucun élancement douloureux, et le pus qui s'écoule n'a point la fétidité particulière de lichor cancéreux.

Relativement au traitement du cancer, quoique le plus grand nombre des auteurs soit d'accord pour affirmer qu'il n'y a point de traitement *interne* efficace contre lui, je crois, moi, à sa curabilité, en dehors même du traitement *chirurgical*; sinon pas toujours, au moins dans certains cas. Ce qui me donne cette confiance, c'est que plusieurs fois, et sans le secours de l'acier, j'ai eu le bonheur de triompher de cette redoutable affection, et je dois faire remarquer que ces cancers, dont la disparition par mes procédés, date déjà de *cinq*, de *huit* et même de *dix ans*, n'ont pas récidivé.

Les médecins, qui comme moi, pourraient signaler de pareils cas de guérison, ne sont pas rares. Il faut en conclure qu'il est possible de vaincre le cancer, et cela par l'effet seul d'une médicamentation bien entendue. Il est bon, cependant, de traiter le mal à son début, car autrement, l'affection locale d'abord se généralise plus ou moins tôt, selon la constitution de l'individu, et alors tous les moyens simples sont exposés à échouer. Et si fatalement l'opération est jugée indispensable, on devra ne pas abandonner le traitement interne, qui vient en aide au traitement chirurgical, et assure la guérison.

Je ne parlerai pas ici des divers procédés qui ont été imaginés pour pratiquer l'opération du cancer ; il faudrait consacrer tout un travail spécial, et cela, d'ailleurs, n'entre pas dans mon cadre. Je me contenterai seulement de rapporter quelques formules qui ont réussi quelquefois et que l'on pourra mettre en pratique dès le début de la maladie, avant de se résigner à l'opération.

On fera prendre au malade des dépuratifs, tels que les tisanes de douce-amère et de salsepareille, l'iodure de potassium ; les pilules de belladone iodurées, de jusquiame et de ciguë, d'iodure d'arsenic : les pilules de Burgrave, contre le cancer, etc.

On purgera de temps en temps le malade. Le lait et les eaux ferrées seront convenables ; on évitera les viandes salées et épicées.

Il est dit dans les éphémérides de Leipsick, que le jus de grande éclaire, appliqué avec de la charpie, guérit les cancers. On pourra en faire usage.

Je conseille les cautérisations à l'acide nitrique, à l'aide d'un pinceau de charpie ou d'amadou ; répétées une fois chaque deux ou trois jours ; ces cautérisations s'opèrent sans souffrance et guérissent souvent.

On fera des applications et des injections à la teinture d'iode, à l'aide de la seringue de Pravaz.

« L'acide chromique peut, combiné ou non avec l'emploi du bistouri, être préféré au cautère actuel et aux autres caustiques profonds, en raison de la simplicité et de l'innocuité de son application. »(1)

L'acide acétique ou citrique, en application sur l'ulcère cancereux de la langue, fournit une ressource utile pour calmer les affreuses douleurs causées par cette maladie.

Un médecin anglais, M. Broadbent, affirme avoir guéri divers cancers du sein, du rectum, etc., infructueusement opérés par l'instrument tranchant, et qui disparurent sous l'action de l'acide acétique, étendu de 2 à 4 parties d'eau, et injecté à la dose de 20 à 50 gouttes dans les tissus endurés. Ces tissus se ramollissaient ou se mortifiaient et tombaient, laissant ou une plaie de bonne nature, ou une ulcération, qui cédait elle-même au même traitement. (Voir : « Traitement du Cancer, et guérison par les injections hypodermiques à l'acide acétique. — *Courrier Médical*, 1867, n° 25, p. 198.)

On placera le malade dans de bonnes conditions hygiéniques, on lui conseillera de parler le moins possible, on calmera, au besoin, les douleurs par l'opium, administré à l'intérieur et comme topique. Si le cancer est

(1) De l'acide chromique et de son emploi thérapeutique dans quelques affections chirurgicales de la bouche. — (*Bullet. Thérap.* 1869.

ulcéré, on se servira, suivant l'état des surfaces, des émollients ou des toniques; on corrigera la mauvaise odeur par des lotions chlorurées ou phéniquées, enfin, on combattra les hémorrhagies par la glace, les astringents, la compression, et la cautérisation.

CHAPITRE VII.

Du bec-de-lièvre.

Le bec-de-lièvre consiste en une division verticale et permanente de l'une ou de l'autre lèvre, et particulièrement de la supérieure. Ce nom, qu'on trouve indiqué pour la première fois dans A. Paré, vient de la ressemblance qu'on a cru trouver, dans ce vice de conformation, avec la lèvre supérieure du lièvre qui est fendue.

Le bec-de-lièvre est souvent *naturel, congénital*; d'autres fois, il est accidentel et résulte d'une plaie, dont les bords, n'ayant pas été mis en contact immédiat, se sont cicatrisés chacun isolément. Tantôt il est *simple*, c'est-à-dire qu'il n'y a qu'une division; tantôt il est *double*, c'est-à-dire qu'il y a de divisions; il est *compliqué*, lorsqu'il y a en même temps écartement des os maxillaires supérieurs et de la voûte palatine, ou saillie des dents entre les divisions de la lèvre.

Dans le traitement du bec-de-lièvre, il y a deux indications à remplir :

Aviver avec les ciseaux ou le bistouri les bords de la division, puis maintenir en contact immédiat ces bords saignants, pour leur faire contracter adhérence l'un avec l'autre. On parvient à ce dernier résultat au moyen d'aiguilles courbes, que l'on enfonce d'avant en arrière dans la portion gauche de la lèvre, puis du bord avivé, et que l'on fait ressortir d'arrière en avant à travers la portion droite. Deux ou trois aiguilles sont placées ainsi l'une au-dessus de l'autre, et l'on tourne autour un fil ciré, de manière à pratiquer ce qu'on appelle une *suture entortillée*. On applique ensuite des bandelettes agglutinatives ou un bandage unissant, qui ramène en avant les parties molles et concourt à empêcher la déchirure des bords de la plaie.

CHAPITRE VIII.

Du goût.

Ce sens a pour instrument la langue, pour auxiliaire le palais, les lèvres, les joues ; le voile du palais, les cryptes muqueux et les glandes salivaires qui humectent la bouche, etc. Toutes ces parties concourent au mécanisme de la gustation. Dans l'état de sécheresse de la cavité buccale, la saveur des corps solides n'est point perçue ; la trituration est nécessaire à d'autres corps pour développer leur sapidité. Les liquides n'impressionnent le goût que par une espèce d'imbibition de toutes les parties précitées ; s'ils passent trop rapidement, ils n'affectent pas ou presque point ce sens ; il faut donc qu'ils coulent en nappe dans la bouche avec une certaine lenteur et qu'ils y soient retenus quelque temps ; mode de préhension qui constitue la succion ou l'infusion graduelle par gorgées successives. Quand au précis de l'impression gustatile, longtemps on l'a étendu à toute la muqueuse qui tapisse la langue et les parties environnantes, voire même à la surface interne de l'estomac. M. Vernière a essayé de restreindre le champ de la sensation ; M. Chevreuil a partagé les corps en quatre classes, suivant l'impression qu'ils produisent dans la bouche : 1° corps qui n'agissent que sur le tact de la langue (cristal de roche, glace); 2° corps qui agissent sur le tact lingual et sur l'odorat ; (métaux odorants, tels que l'étain); 3° corps qui impressionnent le tact de la langue et le goût : (sucre candi, chlorure de sodium pur); 4° corps qui modifient à la fois le tact de la langue, le goût et l'odorat : (huiles volatiles, pastilles de menthe, chocolat). (*Journ. de phys. de Magendie*, t. IV, p. 127).

Le goût, nul à la naissance, imparfait dans le premier âge, n'acquiert tout son développement que dans l'âge mûr et se perfectionne dans la vieillesse.

La nature semble désigner par cette gradation du sens nutritif le choix des aliments aux différentes époques de la vie. L'enfant préfère les substances douces, sucrées, peu sapides ; le jeune homme, dans la vivacité de son appétit, se montre indifférent à la recherche des mets ; l'homme mûr et surtout le vieillard s'adressent aux mets succulents, savoureux, à fumet, et jugent sévèrement par la gustation des aliments qu'ils doivent ingérer. Les applications hygiéniques découlent tout naturellement de ces données : 1° l'exercice du goût exige l'intégrité et le libre jeu de toutes les parties qui concourent à l'impression gustale, tout ce qui peut altérer, irriter, épaissir leurs tissus (mastication du tabac, pipes, abus des alcooliques, des condiments âcres, caustiques, très acides, gargarismes très énergiques, etc.), tout ce qui peut tarir ou pervertir les produits de la sécrétion muco-salivaire; tout ce qui porte atteinte à la mobilité des lèvres, de la langue, des joues, etc., doit être redouté, écarté, comme cause inévitable de viciation, d'affaiblissement ou de perte du goût; 2° l'appropriation du régime alimentaire au tempérament, à l'âge, au sexe, etc., est l'un des plus sûrs moyens de conservation du goût. Que dire de ceux qui tendent les organes vierges de l'enfance par des mets irritants, aromatiques, et même par des boissons alcooliques? 3° l'habitude et la culture augmentent la délicatesse et l'étendue de la gustation; les gourmets vont jusqu'à analyser plusieurs saveurs à la fois; la Bourgogne a des dégustateurs qui reconnaissent les vins de chacun de ses territoires, désignent la propriété particulière qui les a fournis, l'année de leur récolte, etc.; ils arrivent à cette subtilité de perception en évitant toutes les causes qui peuvent altérer mécaniquement ou pathologiquement la surface gustale, épaissir l'épiderme, empâter la bouche, etc.; l'usage habituel de l'eau entre pour beaucoup dans cette prophylaxie spéciale; ensuite ils exercent souvent, et avec mesure le sens, arrêtent leur attention sur les impressions qu'il reçoit, tandis qu'en général on consulte peu le goût sous l'aiguillon de la faim, et l'on précipite les aliments et les boissons dans l'estomac, dont les sensations viennent compliquer et obscurcir celles des papilles linguales; 4° les avertissements du goût méritent attention dans l'état de santé comme dans l'état de maladie, à cause de ses connexions intimes avec l'estomac et l'action digestive; il se combine avec la faim : celle-ci dénote la quantité des matériaux réparateurs que l'organisme réclame, celui-là se rapporte à la quantité et détermine le choix de la nourriture; le goût est donc l'un des indicateurs des besoins généraux de l'économie; aussi l'estomac rejette rarement ce que ce sens admet, et ses répugnances ne doivent pas être surmontées. Dans les lésions directes ou sympathiques des organes de la digestion, il témoigne par ses aberrations de la solidarité qui existe entre eux et lui; son retour à l'état normal est comme un gage de la convalescence. Toutefois, le goût est un guide moins fidèle pour l'homme que pour les animaux inférieurs qu'il conduit invariablement à la nourriture la mieux appropriée à leurs besoins; il exige une sorte d'éducation qui aboutit trop souvent à la sensualité, suffisant peut-être pour la détermination du régime simple que l'homme a suivi primitivement et qui répond le mieux à la conservation de l'organisme. Le gout s'égare et dégénère devant la profusion des mets recherchés, comme l'œil, adapté à l'impression de la lumière solaire, se trouble et s'altère au contact des clartés éblouissantes que nous devons aux funestes progrès de l'éclairage artificiel.

CHAPITRE XI.

Du Bégaiement.

Bien que mon intention ne soit pas d'entrer maintenant dans aucun détail à ce sujet, je crois devoir cependant, en terminant ce livre, donner de cette commune infirmité une définition sommaire.

Le bégaiement est caractérisé par un embarras plus ou moins grand dans la parole : hésitation, répétition saccadée de certains mots ou syllabes, difficulté à prononcer, ou bien encore arrêt ou suspension complète de la voix, au milieu d'inutiles et violents efforts pour parler, qui peuvent aller jusqu'à la suffocation.

Le bégaiement, ainsi défini, constitue un vice propre et essentiel du langage, qu'on doit distinguer de plusieurs autres altérations de celui-ci, confondues avec lui, et notamment du balbutiement, regardé à tort comme une de ses variétés.

Le bégaiement n'est pas, à proprement parler, une *maladie de la bouche*. Pour cette raison, et comme d'ailleurs je compte publier très prochainement sur cette question un opuscule complet, je n'énumérerai pas ici les diverses méthodes plus ou moins certaines qui ont été préconisées pour le rétablissement de ce vice de la parole.

Dans la brochure que j'annonce, j'exposerai un nouveau système curatif, fruit de mes recherches et de mon expérience. Ce système très naturel, très simple et très facile à mettre en pratique, m'a donné des résultats inattendus; je le crois destiné à rendre les plus grands services.

CONCLUSION·

Me voici arrivé au terme de ma tâche. Quelle conclusion allons-nous tirer de tout ce qui précède? Eh! mon Dieu! ce que nous avons dit tout d'abord, à savoir qu'il n'est pas d'organe plus précieux et plus facilement altérable que la bouche, et qu'il importe essentiellement de tout faire pour le conserver en bon état physiologique.

Dans ce but, j'ai indiqué, après sérieux examen, les moyens préventifs et les divers procédés de traitement à employer contre les affections buccales. Il ne me reste plus, avant de dire adieu au lecteur, ou plutôt au revoir, qu'à donner la formule de l'*Elixir vulnéraire*, dont j'ai conseillé l'emploi à plusieurs reprises dans le cours de cet ouvrage.

L'usage de l'eau dentifrice est indiquée pour les soins de propreté auxquels il convient d'avoir recours chaque matin, mais beaucoup de personnes se décident avec peine à dépenser trois francs pour un minuscule flacon d'élixir. Frappé de cet inconvénient, j'ai mis à profit mes connaissances en pharmacie pour obtenir une préparation bienfaisante qui fût à la portée des plus petites bourses, si bien que, pour s'en passer, il faudrait vraiment considérer la toilette de la bouche comme une futilité sans importance.

Mon élixir vulnéraire ne coûtera par bouteille que

2 fr. 50 cent., la demi-bouteille 1 fr. 50 cent., et voici
la recette :

Teinture de myrrhe.	1 gr.
Acide phénique . . . ;	1 —
Eau de Cologne. . . . . :	1 —
Vin de Bordeaux..	200 —
Eau pure	400 —

Mêlez , agitez et filtrez. (Voir la manière de l'employer
à la pag. 33, qui fait partie du chapitre traitant spécialement de l'hygiène de la bouche).

Si l'on désire avoir mon élixir tout préparé, on en
trouvera à mon domicile, aux prix indiqués ci-dessus.

Un prospectus explicatif accompagnera chaque bouteille.

TABLE DES MATIÈRES.

CHAPITRE IV.

PROTHÈSE DENTAIRE.

CHAPITRE V.

MALADIES DE LA BOUCHE.

CHAPITRE VI.

MALADIES DE MA LANGUE.

ERRATA.

Page 45. — Décomposition de l'émail, deuxième ligne, lire : *chocs violents*, au lieu de choses violentes.

Page 66, dix-septième ligne, lire : *certaines racines*, au lieu de certaine racine.

Page 102, treizième ligne, lire : *supérieure*, au lieu de impérieuse ; et plus loin, quatorzième ligne, lire : *ainsi*, au lieu de aussi.

Même page, vingtième ligne, lire : *apoplectique*.

Page 103, vingt-deuxième ligne, lire : *laxatif* au lieu de luxatif.

Page 111, chapitre VII (du bec-de-lièvre), douzième ligne, lire : *deux*.

AVIS

M. Surville a l'honneur de prévenir le Public, qu'à partir du 1er janvier 1872, son domicile sera transféré *Allée Lafayette*, n° 3.

Il continuera, comme par le passé, à donner des consultations médicales, magnétiques et somnambuliques tous les jours, de midi à deux heures.

Il traitera spécialement les maladies chroniques et réputées incurables.

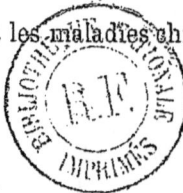

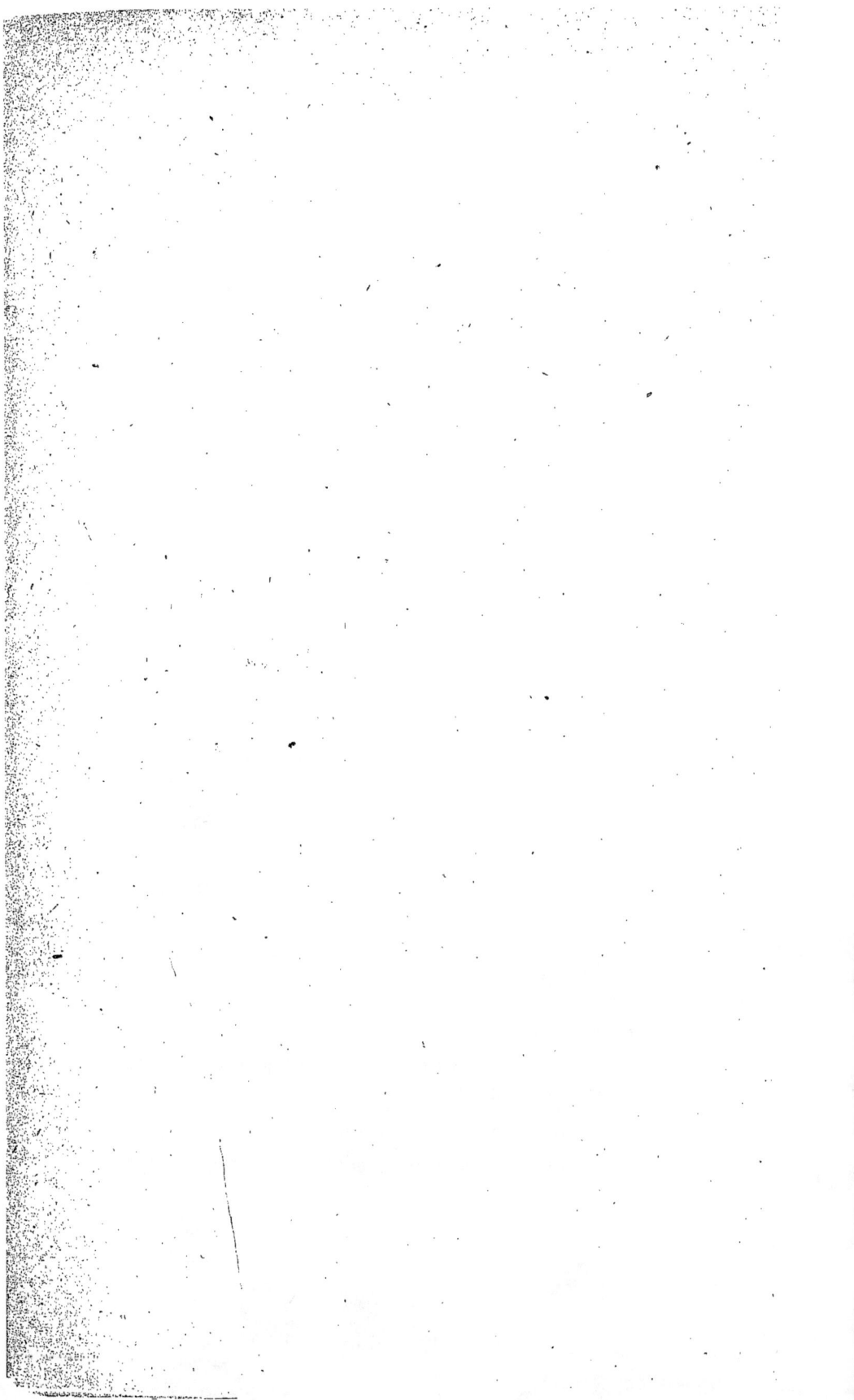

OUVRAGES DU MÊME AUTEUR

—

1° MÉDECINE MAGNÉTIQUE ET SOMNAMBULIQUE. Guérisons surprenantes obtenues à l'aide du magnétisme et de la médecine somnambulique, et prouvées par des observations et des attestations d'une irrécusable authenticité. — Prix . . . . 2 fr. 50

2° GUÉRISON DU BÉGAIEMENT. Exposé d'une nouvelle méthode. . . . . 1 fr.

—

SOUS PRESSE DU MÊME AUTEUR

LA MÉDECINE, LA CHIRURGIE ET LA PHARMACIE POPULAIRES, ouvrage à l'usage des gens du peuple, contenant des remèdes faciles à préparer et peu chers.

——

ON TROUVE A LA MÊME LIBRAIRIE

—

Livres de Droit moderne, d'Économie politique, de Finances, de Commerce, etc., etc.

Ouvrages de Mythologie, de blason, de numismatique, dans tous les formats et de prix divers.

Collection complète des Manuels Roret, formant une encyclopédie des sciences et des arts.

Ouvrages d'Histoire et de Littérature, publiés par MM. Amyot, Barba-Brunet, Casterman, Chaix, Charpentier, Didier, Didot, Furne, Hachette, Hetzel, Lacroix, Lemerre, Michel Lévy, etc.

Guides-Itinéraires (à l'usage des voyageurs) dans toutes les parties du monde; chaque volume, illustré et orné de cartes, se vend séparément.

Ouvrages de Médecine, de Pharmacie, et de Science vétérinaire.

Tous les ouvrages publiés par la librairie Agricole de la Maison rustique.

www.ingramcontent.com/pod-product-compliance
Lightning Source LLC
Chambersburg PA
CBHW071158200326
41519CB00018B/5272